AF475623

ARITHMÉTIQUE

MISE

PAR DEMANDES ET PAR RÉPONSES.

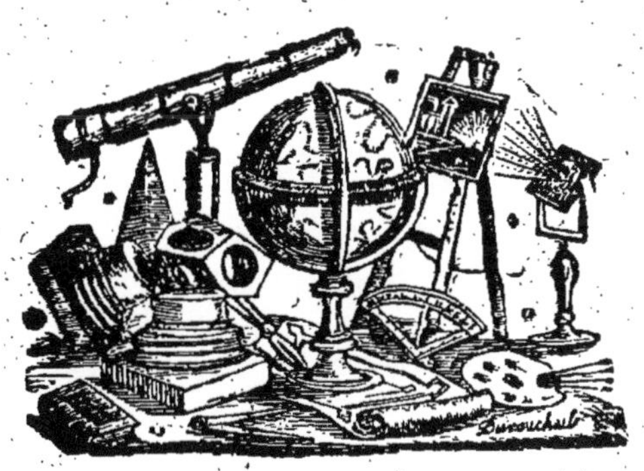

SAINT-MIHIEL,

TYPOGRAPHIE DE CASNER.

1850.

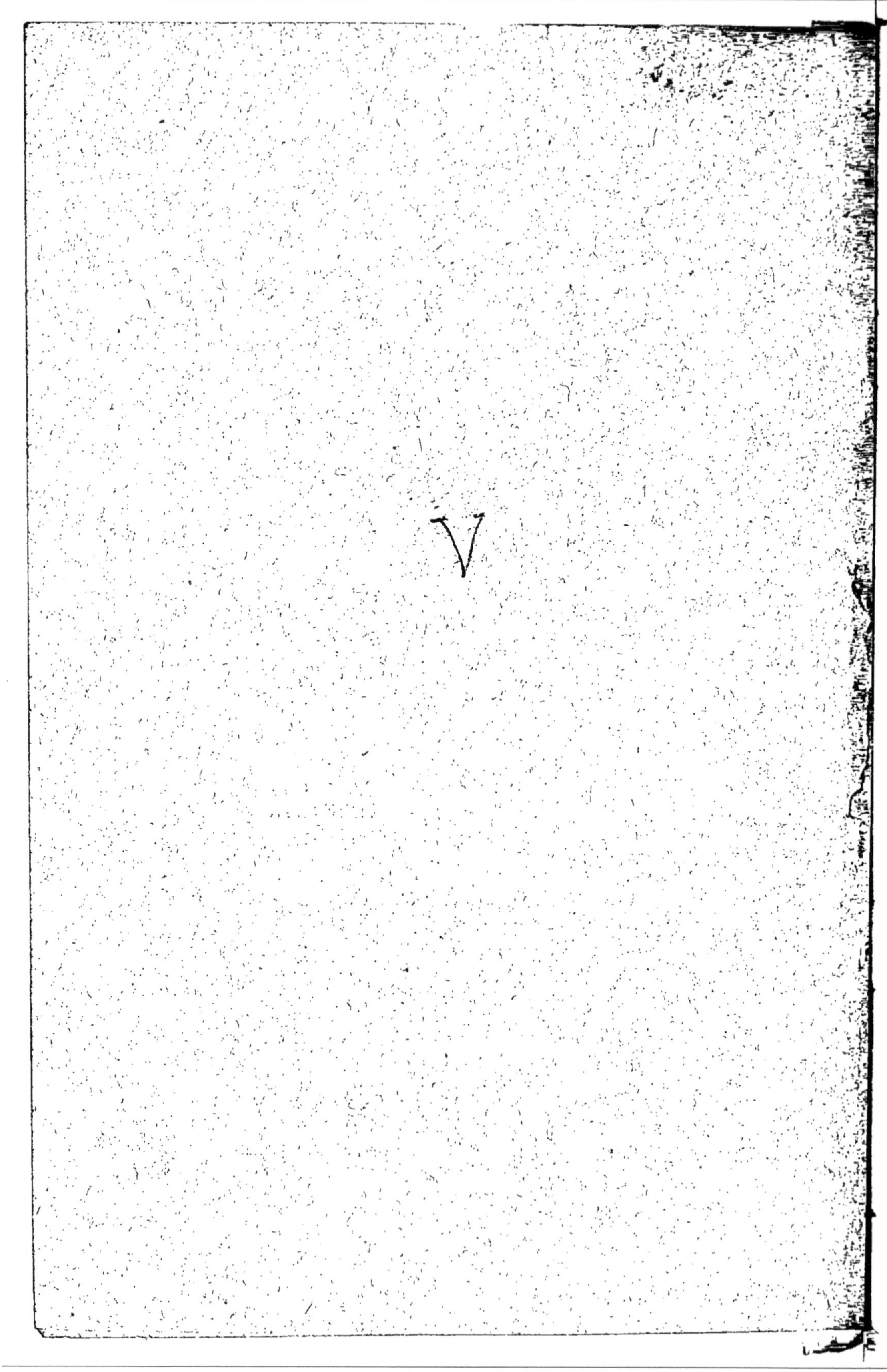

ARITHMÉTIQUE

MISE

PAR DEMANDES ET PAR RÉPONSES.

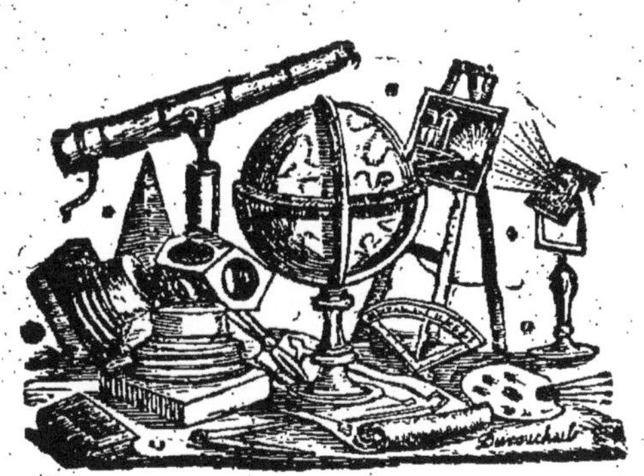

SAINT-MIHIEL,

TYPOGRAPHIE DE CASNER.

1850.

ARITHMÉTIQUE

MISE

PAR DEMANDES ET PAR RÉPONSES.

Lambert & Faye,

INSTITUTEURS.

ARITHMÉTIQUE.

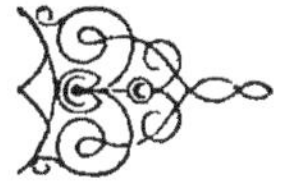

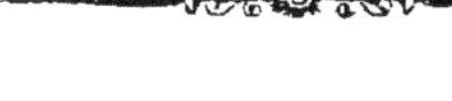

CHAPITRE I.er

QUESTIONS PRÉLIMINAIRES.

D. Qu'est-ce que l'Arithmétique ?

R. L'Arithmétique est une science qui enseigne :

1° A nommer et à écrire tous les nombres possibles ;

2° A composer les nombres, en les ajoutant ou en les répétant, et à décomposer les nombres, en les retranchant ou en les partageant.

D. Qu'est-ce qu'une quantité ?

R. Une quantité est tout ce qui peut être décomposé, tout ce qui peut être mesuré, tout ce qui peut être compté.

Ainsi, par exemple :

Les longueurs,

Les surfaces,

Les poids,

Les volumes,

Les contenances,

Le temps,

Sont des quantités, car toutes ces choses peuvent être décomposées en parties, toutes peuvent être mesurées ou comptées.

D. Qu'est-ce que mesurer ou compter ?

R. C'est chercher combien de fois une quantité que l'on

désire connaître, contient une quantité que l'on connaît, et que l'on nomme unité.

D. Qu'est-ce que l'unité ?

R. L'unité est une quantité dont on se sert pour se rendre compte de la valeur d'une autre quantité de même espèce.

D. Qu'est-ce que le nombre ?

R. Le nombre est le résultat que l'on obtient de la comparaison d'une quantité avec une unité.

D. Combien y a-t-il de sortes de nombres ?

R. Il y en a de trois sortes, qui sont : le nombre entier, le nombre fraction ou simplement fraction et le nombre fractionnaire.

D. Qu'est-ce que le nombre entier ?

R. Le nombre entier est celui qui n'est composé que d'unités entières ; exemple : 25, 38.

D. Qu'est-ce qu'une fraction ?

R. Une fraction est une ou plusieurs parties de l'unité, divisée en parties égales ; exemple : $\frac{1}{2}$, $\frac{2}{3}$, $\frac{3}{4}$

D. Qu'est-ce que le nombre fractionnaire ?

R. Le nombre fractionnaire est celui qui est composé d'une ou de plusieurs unités et d'une fraction; exemple : 2 unités $\frac{3}{4}$, 6 unités $\frac{2}{3}$

D. Comment distingue-t-on encore les nombres ?

R. On les distingue encore en nombres simples, nombres composés, nombres concrets, nombres abstraits, nombres complexes et nombres incomplexes.

D. Qu'est-ce qu'un nombre simple ?

R. Un nombre simple est celui qui n'a qu'un chiffre ; comme : 7, 6, 4.

D. Qu'est-ce qu'un nombre composé :

R. Un nombre composé est celui qui est formé de plusieurs

chiffres; comme : 54, 48, 27.

D. Qu'est-ce qu'un nombre concret ?

R. Un nombre concret est celui après lequel on indique l'espèce d'unité qui a servi à le former ; comme : 7 mètres 6 stères.

D. Qu'est-ce qu'un nombre abstrait ?

R. Un nombre abstrait est celui après lequel on n'indique pas l'espèce d'unité qui a servi à le former ; comme : 6, 3, 8.

D. Qu'est-ce qu'un nombre complexe ?

R. Un nombre complexe est celui qui est composé de plusieurs unités de différentes grandeurs, mais qui toutes sont contenues un nombre exact de fois dans la plus grande de ces unités, que l'on appelle unité principale ; comme : 4 toises 8 pieds 6 pouces.

D. Qu'est ce qu'un nombre incomplexe ?

R. Un nombre incomplexe est celui qui n'est composé que d'une seule espèce d'unité ; comme : 12 mètres, 15 francs, 50 centimes.

D. Qu'est-ce que le calcul ?

R. Le calcul est l'art de composer et de décomposer les nombres, ainsi calculer c'est effectuer les diverses opérations de l'Arithmétique.

Opérations fondamentales de l'Arithmétique.

D. Combien y a-t-il d'opérations fondamentales en Arithmétique ?

R. Il y a quatre opérations fondamentales en Arithmétique, qui sont : l'Addition, la Soustraction, la Multiplication et la Division.

D. A quoi servent l'addition et la multiplication ?

R. Ces deux opérations servent à composer les nombres,

en les ajoutant et en les répétant.

D. A quoi servent la soustraction et la division?

R. Ces deux opérations servent à décomposer les nombres, en les retranchant et en les partageant.

D. Combien chaque opération renferme-t-elle de parties ?

R Chaque opération de l'arithmétique renferme quatre parties ; qui sont : le but, la règle, la démonstration et la preuve.

D. Qu'est-ce que le but d'une opération ?

R. Le but d'une opération c'est ce que l'on se propose.

D. Qu'est-ce que la règle ?

R. La règle d'une opération est l'ensemble des moyens que l'on doit employer pour exécuter l'opération.

D. Qu'est-ce que la démonstration ?

R. La démonstration est un raisonnement qui prouve que les moyens employés conduisent à un résultat exact.

D. Qu'est-ce que la preuve ?

R. La preuve est une seconde opération par laquelle on vérifie un résultat.

Remarque.— Une preuve en arithmétique n'est pas une certitude, ce n'est qu'une probabilité, car une erreur commise dans la première opération peut se renouveler dans la seconde de manière à établir compensation, ce qui conduirait à un résultat inexact.

D. Qu'est-ce qu'un problême ?

R. Un problême est une question que l'on se propose de résoudre et qui demande une réponse.

D. Qu'est-ce que résoudre un problême ?

R. Résoudre un problême, c'est en donner la solution ou la réponse.

De la Numération.

D. Qu'est-ce que la Numération ?

R. La numération est cette partie de l'arithmétique qui a pour but de former les nombres, de leur donner des noms et de les écrire avec des caractères particuliers appelés chiffres.

D. Combien y a-t-il de numérations?

R. Il y en a deux, qui sont : la numération parlée et la numération écrite.

D. Qu'est-ce que la numération parlée ?

R. La numération parlée a pour objet de former tous les nombres possibles et de leur donner des noms.

D. Qu'est-ce que la numération écrite ?

R. La numération écrite a pour objet de représenter tous les nombres imaginables au moyen de caractères appelés chiffres.

D. Comment a-t-on formé les nombres :

R. On a formé les nombres en ajoutant d'abord l'unité à elle-même, ensuite au résultat obtenu. Ainsi en ajoutant l'unité à elle-même, on a formé le nombre deux ; en ajoutant l'unité au nombre deux, on a formé le nombre trois ; en ajoutant une unité au nombre trois, on a formé le nombre quatre ; en ajoutant une unité au nombre quatre, on a formé le nombre cinq ; et ainsi de suite jusqu'au nombre neuf.

En ajoutant une unité au nombre neuf, on a formé le nombre dix, que l'on regarde comme une nouvelle espèce d'unité appelée dixaine ; on a ajouté chaque dixaine à elle-même, de manière que l'on a compté par dixaines comme l'on a compté par unités simples, depuis une dixaine jusqu'à neuf dixaines.

Pour énoncer une dixaine, on dit. . . . *dix.*

Pour énoncer deux dixaines, on dit. . *vingt.*

Pour énoncer trois dixaines, on dit. . . *trente.*

Pour énoncer quatre dixaines, on dit. *quarante.*

Pour énoncer cinq dixaines, on dit.. *cinquante.*

Pour énoncer six dixaines, on dit... *soixante.*

Pour énoncer sept dixaines, on dit.. *septante ou soixante-dix.*

Pour énoncer huit dixaines, on dit.. *octante ou quatre-vingts.*

Pour énoncer neuf dixaines, on dit. *nonante ou quatre-vingt-dix.*

Pour énoncer les nombres compris entre deux dixaines consécutives, c'est-à-dire qui se suivent comme de dix à vingt, de vingt à trente et le reste, on y ajoute les neuf premiers nombres; cependant il faut excepter: dix-un, dix-deux. dix-trois, dix-quatre, dix-cinq et dix-six, que l'on énonce : onze, douze, treize, quatorze, quinze et seize.

On a donc déjà des nombres pour compter jusqu'à nonante-neuf.

En ajoutant une unité au nombre nonante-neuf on a formé le nombre cent, que l'on considère comme une nouvelle espèce d'unité appelée centaine; on compte par centaine comme on a compté par unités et par dixaines, depuis une centaine jusqu'à neuf centaines.

Pour énoncer les nombres compris entre deux centaines consécutives, on y ajoute les nonante-neuf premiers nombres.

On a donc déjà des nombres pour compter jusqu'à cent nonante-neuf.

En ajoutant une unité au nombre neuf cent nonante-neuf, on a formé le nombre mille, que l'on considère comme une nouvelle espèce d'unité principale appelée ternaire.

A partir de mille on ne donne plus de nouveaux noms qu'à des ordres d'unités formés de mille unités de l'ordre immédiatement inférieur :

Ainsi : mille mille font un million.

Mille millions font un billion.

Mille billions font un trillion.

On forme de même le quatrillion, le quintillion, le sextillion, le septillion, l'octillion, le nonillion, le décillion, etc.

D. Pourquoi ces nouvelles unités sont-elles appelées ternaires ?

R. Ces nouvelles unités sont appelées ternaires à cause des trois ordres d'unités qui ont servi à les former : les centaines, les dixaines et les unités. Ainsi le million renferme des centaines de mille, des dixaines de mille, et des unités de mille ; le mille est formé des centaines d'unités, des dixaines d'unités et des unités simples.

De la Numération écrite des nombres entiers.

D. Qu'est-ce que la numération écrite ?

R. La numération écrite a pour objet de représenter tous les nombres imaginables au moyen de caractères appelés chiffres, qui sont :

Un, deux, trois, quatre, cinq, six, sept, huit, neuf et zéro.
1. 2. 3. 4. 5. 6. 7. 8. 9. 0.

D. Pour représenter un nombre quelconque au moyen de ces caractères, quelle convention a-t-on adoptée ?

R. On est convenu, que, tout chiffre placé à la gauche d'un autre chiffre exprimerait des unités dix fois plus fortes que celles de cet autre chiffre, et réciproquement.

D. Qu'appelle-t-on chiffres significatifs ?

On appelle chiffres significatifs, tous chiffres autres que le zéro.

D. Les chiffres significatifs ont-ils plusieurs sortes de valeurs ?

R. Les chiffres significatifs ont deux sortes de valeurs : la valeur absolue et la valeur relative.

D. Qu'entend-on par la valeur absolue d'un chiffre ?

R. On entend par la valeur absolue d'un chiffre, la valeur qu'il a lorsqu'il est seul.

D. Qu'entend-on par la valeur relative d'un chiffre ?

R. On entend par la valeur relative d'un chiffre, la valeur que lui donne le rang qu'il occupe.

D. Le zéro a-t-il une valeur par lui-même ?

R. Le zéro n'a par lui-même aucune valeur, sa fonction est de représenter les divers ordres d'unités qui pourraient manquer dans un nombre.

D. Quelle est la base du système de numération ?

R. La numération a pour base le nombre dix ; on l'appelle pour cette raison numération décimale.

Ecriture et lecture des Nombres entiers.

D. Comment appelle-t-on la première tranche à droite d'un nombre.

R. Unité.

D. Comment appelle-t-on la deuxième ?

R. Mille.

D. Comment appelle-t-on la troisième ?

R. Million.

D. Comment appelle-t-on la quatrième ?

R. Billion.

D. Comment appelle-t-on la cinquième ?

R. Trillion.

D. Combien une tranche renferme-t-elle toujours de chiffres ?

R. Une tranche renferme toujours trois chiffres, qui sont : les centaines, les dixaines et les unités ; excepté la dernière à gauche, qui peut n'en renfermer qu'un ou deux.

D. Comment écrit-on un nombre entier sous la dictée ?

R. Pour écrire un nombre entier, il faut le considérer formé de tranches de trois chiffres, ensuite en commençant par la gauche, écrire à côté les uns des autres les chiffres qui expriment, les centaines, les dixaines et les unités de chaque tranche, en ayant soin de remplacer par des zéros les divers ordres d'unités qui pourraient manquer dans ce nombre.

D. Comment lit-on un nombre entier écrit ?

R. Pour lire un nombre entier écrit, il faut d'abord, et en commençant par la droite, le séparer en tranches de trois chiffres; ensuite, en commençant par la gauche, énoncer chaque tranche comme si elle était seule, en donnant au dernier chiffre le nom des unités de cette tranche.

Conséquences du système de la Numération parlée.

D. Comment rend-on un nombre entier dix fois, cent fois, mille fois, dix mille fois plus grand ?

R. Pour rendre un nombre entier dix, cent, mille, dix mille fois plus grand, on écrit sur la droite de ce nombre, un, deux, trois ou quatre zéros.

Soit par exemple le nombre 25 que l'on se propose de rendre cent fois plus grand.

D'après la règle on aura 2500.

Je dis que le nombre 2500 est cent fois plus grand que le nombre 25. En effet, le chiffre 5 qui exprimait d'abord des unités exprime maintenant des centaines; les centaines sont cent fois plus grandes que les unités. Le chiffre 2 qui exprimait d'abord des dixaines, exprime maintenant des unités de mille; les unités de mille sont cent fois plus grandes que les dixaines d'unités. Donc, toutes les parties de ce nombre sont rendues cent fois plus grandes; conséquemment le nombre entier est rendu cent fois plus grand, c'est-à-dire multiplié par cent.

D. Comment rend-on un nombre entier dix fois, cent fois, mille fois, dix mille fois plus petit.

R. Pour rendre un nombre entier dix, cent, mille, dix mille fois plus petit, il faut séparer, sur la droite de ce nombre, un, deux, trois ou quatre chiffres.

D. Prouvez qu'en séparant un chiffre sur la droite du nombre 458, par exemple, ce nombre est rendu dix fois plus petit?

R. D'après la règle on a, 45 unités 8 dixièmes pour nombre résultant.

Je dis que 45,8 est dix fois plus petit que 458. En effet, le chiffre 8 qui exprimait d'abord des unités, n'exprime plus maintenant que des dixièmes. Or, les dixièmes sont dix fois plus petits que les unités; il en est de même des autres chiffres: donc toutes les parties de ce nombre sont rendues dix fois plus petites; conséquemment le nombre tout entier est rendu dix fois plus petit, c'est-à-dire divisé par dix.

Numération des Fractions.

D. Qu'est-ce qu'une fraction?

R. Une fraction est une ou plusieurs parties de l'unité divisée en parties égales.

D. Combien y a-t-il d'espèces de fractions?

R. Il y a deux sortes de fractions, qui sont: les fractions décimales et les fractions ordinaires.

D. Qu'appelle-t-on fractions décimales?

R. On appelle fractions décimales, les fractions dans lesquelles les parties qui les composent, deviennent de dix en dix fois plus petites les unes que les autres, en allant de gauche à droite. L'unité est d'abord divisée en dix parties égales, appelées dixièmes ; le dixième en dix parties égales appelées centièmes ; le centième en dix parties égales appelées millièmes.

D. Comment se forment les fractions décimales ?

R. Puisque l'on est convenu, que tout chiffre placé à la droite d'un autre exprimerait des unités dix fois plus petites que celles de cet autre, le chiffre que l'on écrira à la droite des unités simples, exprimera donc des dixièmes ; celui qui sera à la droite du chiffre des dixièmes, exprimera des centièmes ; et ainsi de suite.

D. Qu'appelle-t-on fractions ordinaires ?

R. On appelle fractions ordinaires, les fractions dans lesquelles l'unité est divisée en un nombre de parties égales, autre que dix, cent, mille, etc.

D. Combien faut-il de nombre pour exprimer une fraction ordinaire ?

R. Pour exprimer une fraction ordinaire il faut toujours deux nombres, l'un appelé numérateur et l'autre dénominateur.

D. Qu'appelle-t-on numérateur ?

R. On appelle numérateur le nombre qui indique combien une fraction renferme de parties égales de l'unité.

D. Qu'appelle-t-on dénominateur ?

R. On appelle dénominateur le nombre qui indique en combien de parties égales l'unité est divisée.

Numération écrite des fractions décimales et des Nombres décimaux.

D. Qu'appelle-t-on nombres décimaux ?

R. On appelle nombres décimaux les nombres qui renferment des unités entières et des fractions décimales.

D. Comment écrit-on un nombre décimal ?

R. Pour écrire un nombre décimal on écrit les unités entières s'il y en a ; s'il n'y en a pas, on écrit un zéro pour en tenir la place ; à la droite de ces unités, ou de ce zéro, on place une virgule ; à la droite de cette virgule on écrit le chiffre des dixièmes ; à la droite du chiffre des dixièmes on écrit le chiffre des centièmes ; à la droite du chiffre des centièmes on écrit le chiffre des millièmes ; et ainsi de suite, en ayant toujours soin de remplacer par des zéros les différents ordres qui pourraient manquer.

EXEMPLE :

Nombres à écrire.	*Nombres écrits.*
	unités. dixièmes. centièmes.
Cinq unités vingt-cinq centièmes........	5,25
	unités. dixièmes. centièmes. millièmes.
Trois cent vingt-sept millièmes..........	0,327

D. Comment lit-on un nombre décimal écrit ?

R. Pour lire un nombre décimal écrit, on lit d'abord la partie entière, ensuite la partie décimale, en donnant au dernier chiffre le nom des unités qu'il représente.

EXEMPLE :

Nombres à lire.	*Nombres lus.*
7,34............	Sept unités trente-quatre centièmes.
0,47.....	Quarante-sept centièmes.
0,053...........	Cinquante-trois millièmes.

D. Comment rend-on un nombre décimal dix fois, cent fois,

mille fois plus grand ?

R. Pour rendre un nombre décimal dix, cent ou mille fois plus grand, il faut reculer la virgule d'un, de deux ou de trois rangs vers la droite.

D. Prouvez qu'en reculant la virgule d'un rang vers la droite, dans le nombre 2,53, par exemple, ce nombre sera rendu dix fois plus grand ?

R. D'après la règle on a 25 unités 3 dixièmes pour nombre résultant.

Je dis que le nombre 25,3 est dix fois plus grand que le nombre 2,53. En effet, le chiffre 3 qui exprimait d'abord des centièmes, exprime maintenant des dixièmes ; les dixièmes sont dix fois plus grands que les centièmes ; il en est de même des autres chiffres. Donc toutes les parties de ce nombre sont rendues dix fois plus grandes, conséquemment le nombre tout entier est rendu dix fois plus grand, c'est-à-dire multiplié par dix.

D. Comment rend-on un nombre décimal dix fois, cent fois ou mille fois plus petit ?

R. Pour rendre un nombre décimal dix, cent, ou mille fois plus petit, il faut avancer la virgule d'un, de deux ou de trois rangs vers la gauche.

D. Prouvez qu'en avançant la virgule d'un rang vers la gauche dans le nombre 25,37, par exemple, ce nombre sera rendu dix fois plus petit ?

R. D'après la règle on a 2 unités 537 millièmes pour nombre résultant. Je dis que le nombre 2,537 est dix fois plus petit que le nombre 25,37. En effet, le chiffre 7, qui exprimait d'abord des centièmes, exprime maintenant des millièmes ; les millièmes sont dix fois plus petits que les centièmes ; il en est de même des autres chiffres. Donc toutes les parties de ce nombre sont rendues dix fois plus petites, conséquemment le nombre tout entier est rendu dix fois plus petit, c'est-à-dire divisé par dix.

Numération ècrite des fractions ordinaires.

D. Comment écrit-on une fraction ordinaire ?

R. Pour écrire une fraction ordinaire on écrit le numérateur au-dessus du dénominateur, en séparant ces deux nombres par une ligne horizontale.

EXEMPLE :

Fractions à écrire.	*Fractions écrites.*
Cinq-sixièmes	$\frac{5}{6}$
Huit-neuvièmes	$\frac{8}{9}$

D. Qu'appelle-t-on termes d'une fraction ?

R. On appelle termes d'une fraction le numérateur et le dénominateur de cette fraction.

D. Comment lit-on une fraction ordinaire ?

R. Pour lire une fraction ordinaire on énonce d'abord le numérateur ; ensuite le dénominateur, en ajoutant à la fin de ce dénominateur la terminaison *ième.*

Il faut cependant excepter les fractions dont le dénominateur est deux, trois ou quatre, qu'alors on énonce demie, tiers ou quart.

EXEMPLE :

Fractions à lire.	*Fractions lues.*
$\frac{8}{9}$	Huit-neuvièmes.
$\frac{7}{8}$	Sept-huitièmes.
$\frac{3}{4}$	Trois-quarts.

Signes employés en Arithmétique.

Signe de l'addition . . + Ce signe s'énonce par le mot plus ;
Ainsi 3 + 4 s'énonce 3 plus 4.
Signe de la soustraction.—Ce signe s'énonce par le mot moins ;
Ainsi 8 — 4 s'énonce 8 moins 4.
Signe de la multiplication × Ce signe s'énonce multiplié par ;
Ainsi 3 × 5 s'énonce 3 multiplié par 5.
Signe de la division........ : Ce signe s'énonce divisé par ;
Ainsi 12 : 4 s'énonce 12 divisé par 4.
Autre signe.......... $\frac{12}{4}$ s'énonce de même 12 divisé par 4.
Signe de l'égalité..... = Ce signe s'énonce par le mot égal ;
Ainsi 4 + 3 = 7 s'énonce 4 plus 3 égal 7.

CHAPITRE II.

Opérations fondamentales de l'Arithmétique.

D. Combien y a-t-il d'opérations fondamentales en Arithmétique ?

R. Il y en a quatre, qui sont : l'Addition, la Soustraction, la Multiplication et la Division : les deux dernières sont l'abrégé des deux premières.

De l'Addition des nombres entiers.

D. Qu'est-ce que l'addition ?

R. L'addition est une opération par laquelle on réunit plusieurs nombres de même espèce, en un seul qu'on appelle somme ou total.

D. Comment fait-on l'addition des nombres entiers ?

R. Pour faire l'addition des nombres entiers, on écrit les nombres proposés les uns au-dessous des autres, de manière que les unités se trouvent sous les unités, les dixaines sous les dixaines, les centaines sous les centaines, et ainsi de suite, on souligne le tout ; puis à partir de la droite, on fait successivement la somme des chiffres contenus dans chaque colonne ; si cette somme ne surpasse pas neuf on l'écrit telle qu'on la trouve ; si elle surpasse neuf, elle contient des dixaines et des unités ; alors on n'écrit que les unités sous la colonne que l'on vient d'additionner, et l'on retient les dixaines pour les ajouter, comme unités simples, à la colonne qui vient immédiatement à gauche ; arrivé à la dernière colonne on l'écrit telle qu'on la trouve.

EXEMPLE :

Soient les nombres, 84975, 47648, 2736, 9362 à additionner on disposera ainsi l'opération :

		dixaines de mille.	unités de mille.	centaines d'unité.	dixaines d'unité.	unités simples.
		8	4	9	7	5
		4	7	6	4	8
			2	7	3	6
			9	3	6	2
TOTAL...	1	4	4	7	2	1

D. Le nombre obtenu est-il bien le véritable résultat ?

R. Oui ; car il contient les unités, les dixaines, les centaines, etc., de chaque nombre proposé ; donc il contient tous ces nombres.

D. Comment fait-on la preuve de l'addition ?

R. Pour faire la preuve de l'addition, il suffit de recommencer l'opération dans l'ordre inverse ; c'est-à-dire que si l'on a additionné en allant du haut en bas, dans la première opération, il faudra additionner du bas en haut dans la seconde.

D. Pourquoi commence-t-on l'addition par la droite ?

R. Si la somme des chiffres contenus dans chaque colonne ne surpassait pas 9, il serait indifférent de commencer l'addition par la droite ou par la gauche. Mais lorsque la somme des chiffres d'une colonne surpasse 9, elle contient des dixaines qui doivent être ajoutées comme unités simples à la colonne qui vient immédiatement à gauche. Si donc la somme de cette colonne à gauche était déjà faite, il faudrait la changer pour y ajouter autant d'unités qu'on aurait obtenu de dixaines dans la dernière colonne additionnée.

C'est pour éviter cet inconvénient qu'il faut commencer l'addition par la droite.

De la Soustraction des nombres entiers.

D. Qu'est-ce que la soustraction ?

R. La soustraction est une opération par laquelle on retranche un nombre d'un autre nombre de même espèce, pour savoir de combien d'unités le plus grand surpasse le plus petit. Le résultat se nomme reste, excès ou différence.

D. Comment fait-on la soustraction des nombres entiers ?

R. Pour faire la soustraction des nombres entiers, on écrit le plus petit nombre au-dessous du plus grand, de manière que les unités se trouvent sous les unités, les dixaines sous les dixaines, les centaines sous les centaines, et ainsi de suite ; on souligne le tout ; puis à partir de la droite, on retranche successivement chaque chiffre inférieur de son correspondant supérieur ; quand le chiffre inférieur est plus petit que son correspondant supérieur, on écrit le reste sous la colonne qui l'a formé ; quand le chiffre inférieur est égal à son correspondant supérieur, on écrit zéro ; quand le chiffre inférieur est plus grand que son correspondant supérieur, on augmente, par la pensée, le chiffre supérieur de 10 unités, on fait la soustraction et on écrit le reste sous la colonne ; passant ensuite à la colonne suivante on augmente le chiffre inférieur d'une unité ; on fait la soustraction et on écrit le reste ; on continue ainsi l'opération jusqu'à la dernière colonne à gauche.

EXEMPLE :

Soit à soustraire 5439 de 63536, on disposera ainsi l'opération :

```
 6 3 5 3 6
   5 4 3 9
 ---------
 5 8 0 9 7 Reste, excès ou différence.
```

D. Le reste que l'on obtient est-il bien le véritable résultat ?

R. Oui ; car, on a cherché la différence entre les unités, les dixaines, les centaines, etc., des deux nombres ; c'est-à-dire de combien d'unités, de dixaines, de centaines, etc., le plus grand nombre surpasse le plus petit.

D. Qu'arrive-t-il, quand après avoir augmenté de dix le chiffre supérieur, on augmente d'une unité le chiffe inférieur immédiatement à gauche ?

R. Le reste ne change pas de valeur. En effet, en augmentant de dix unités le chiffre supérieur, il surpasse son correspondant inférieur de dix et le reste qui exprime cette différence est augmenté de dix ; en ajoutant une unité au chiffre inférieur de la colonne immédiatement à gauche, ce chiffre est surpassé par son correspondant supérieur d'une unité en moins, et le reste qui exprime cette différence est diminué d'une unité ; mais cette unité en vaut dix de l'ordre immédiatement à droite ; donc le reste est tour à tour augmenté et diminué de dix ; donc il n'a pas changé de valeur.

D. Pourquoi commence-t-on la soustraction par la droite ?

R. Si chaque chiffre du nombre inférieur était plus petit que son correspondant supérieur, il serait indifférent de commencer la soustraction par la droite ou par la gauche ; mais lorsqu'un chiffre du nombre inférieur est plus grand que son correspondant supérieur, il faut augmenter de dix unités ce chiffre supérieur trop petit, et on est obligé d'ajouter une unité au chiffre de la colonne immédiatement à gauche ; si donc la soustraction était déjà faite sur cette colonne à gauche, il faudrait changer le reste déjà obtenu et en retrancher une unité.

C'est pour éviter cet inconvénient qu'il faut commencer la soustraction par la droite.

D. Comment fait-on la preuve de la soustraction ?

R. On fait la preuve de la soustraction en ajoutant la différence au plus petit nombre, et la somme que l'on obtient doit égaler le plus grand si l'opération a été bien faite.

D. Prouvez que le nombre que l'on obtient est bien le véritable résultat ?

R. En effet, la différence exprime ce qu'il manque au plus petit nombre pour qu'il égale le plus grand ; donc en ajoutant le reste au plus petit nombre on obtiendra nécessairement le plus grand.

Multiplication des nombres entiers.

D. Qu'est-ce que la multiplication des nombres entiers ?

R. La multiplication des nombres entiers est une opération par laquelle on répète un nombre appelé multiplicande autant de fois qu'il y a d'unités dans un autre appelé multiplicateur ; le résultat de cette opération se nomme produit.

D. Qu'appelle-t-on facteur du produit ?

R. Le multiplicande et le multiplicateur sont appelés facteurs du produit.

D. Pourrait-on, à la rigueur, se passer de la multiplication dans les opérations de l'arithmétique ?

R. Oui, car la multiplication n'est que l'abrégé de l'addition.

D. Prouvez que la multiplication n'est que l'abrégé de l'addition ?

R. On pourrait écrire le multiplicande au-dessous de lui-même autant de fois qu'il y a d'unités dans le multiplicateur et l'on obtiendrait, de tous ces nombres, une somme égale au produit :

Ainsi : soit, par exemple, 4 à multiplier par 3. On pourra écrire le multiplicande trois fois au-dessous de lui-même, et on aura :

$$\begin{array}{r} 4 \\ 4 \\ 4 \\ \hline 12 \end{array}$$

Mais ce procédé deviendrait trop long, surtout si le multiplicateur était un nombre considérable.

D. Qu'arrive-t-il si l'on rend le multiplicande dix fois, cent fois, mille fois plus grand ?

R. Le produit est rendu le même nombre de fois plus grand.

En effet, le multiplicateur répète un nombre qui est dix fois, cent fois, mille fois plus grand ; donc le produit est rendu le même nombre de fois plus grand.

D. Qu'arrive-t-il si l'on rend le multiplicande dix fois, cent fois, mille fois plus petit ?

R. Le produit est rendu le même nombre de fois plus petit.

En effet, le multiplicateur répète un nombre qui est dix fois, cent fois, mille fois plus petit ; donc le produit est rendu le même nombre de fois plus petit.

D. Qu'arrive-t-il si l'on rend le multiplicateur dix fois, cent fois, mille fois, etc., plus grand ?

R. Le produit est rendu le même nombre de fois plus grand.

En effet, le produit se compose du multiplicande répété autant de fois qu'il y a d'unités dans le multiplicateur ; si donc le multiplicateur renferme dix, cent, mille unités de plus, le multiplicande sera répété ce nombre de fois plus, et conséquemment le produit sera rendu dix, cent, mille fois plus grand.

D. Qu'arrive-t-il si l'on rend le multiplicateur dix fois, cent fois, mille fois plus petit ?

R. Le produit est rendu le même nombre de fois plus petit.

En effet, le produit se compose du multiplicande répété autant de fois qu'il y a d'unités dans le multiplicateur ; si donc ce multiplicateur renferme dix, cent, mille unités en moins, le multiplicande sera répété ce nombre de fois en moins, conséquemment le produit sera rendu dix fois, cent fois, mille fois plus petit.

D. Qu'arrive-t-il si l'on rend le multiplicande 4 fois plus grand et le multiplicateur 5 fois plus grand ?

R. Le produit se trouve rendu plus grand, du produit de ces deux nombres ou 4 × 5 égal 20 fois plus grand.

En effet, en rendant le multiplicande 4 fois plus grand, le produit se trouve rendu 4 fois plus grand; en rendant le multiplicateur 5 fois plus grand, le produit se trouve encore rendu 5 fois plus grand : ce même produit est donc rendu 5 fois 4 ou 20 fois plus grand.

D. Qu'arrive-t-il quand l'un des facteurs est l'unité ?

R. Le produit est égal à l'autre facteur.

D. De quelle espèce d'unité est toujours un produit total ?

R. Un produit total représente toujours des unités de même espèce que le multiplicande. En effet, le produit se compose du multiplicande répété autant de fois qu'il y a d'unités dans le multiplicateur; et ce multiplicateur joue le rôle d'un nombre abstrait.

D. De quel ordre d'unité est composé un produit partiel ?

R. Un produit partiel est toujours de même ordre que le chiffre par lequel on multiplie; c'est-à-dire que si l'on répète le multiplicande par les unités du multiplicateur, le produit partiel exprimera des unités; si l'on répète le multiplicande par les dixaines du multiplicateur, le produit exprimera des dixaines, ainsi de suite.

D. Comment fait-on la multiplication des nombres composés ?

R. Pour faire la multiplication des nombres composés, on écrit le multiplicateur au-dessous du multiplicande, on souligne le tout; puis à partir de la droite, on multiplie successivement tous les chiffres du multiplicande par les unités du multiplicateur; si le produit de chaque chiffre du multiplicande par les unités du multiplicateur ne surpasse pas neuf, on l'écrit tel qu'on le trouve; s'il surpasse 9, il contient des dixaines et des unités ; alors on n'écrit que les unités, et on retient les dixaines pour les ajouter, comme *unités simples*, au produit suivant ; ensuite on multiplie tous les chiffres du multiplicande par les dixaines du multiplicateur, on continue ainsi l'opération jusqu'à ce que l'on ait épuisé tous les chiffres du multiplicateur, en ayant soin de reculer chaque produit partiel d'un rang vers la gauche ; on souligne les différents produits partiels obtenus, puis à partir de la droite on fait la somme de ces produits pour avoir le produit total.

Soit à multiplier 6567 par 326, on dispose ainsi l'opération :

```
      6 5 6 7  multiplicande.
        3 2 6  multiplicateur.
      -------
    3 9 4 0 2 )
  1 3 1 3 4   ) produits partiels.
1 9 7 0 1     )
-------------
2 1 4 0 8 4 2  produit total.
```

D. Le produit obtenu est-il bien le véritable résultat ?

R. Oui, car il se compose des unités, des dixaines, des centaines, en un mot du multiplicande pris autant de fois qu'il y a d'unités dans le multiplicateur.

D. Comment fait-on la Multiplication des nombres terminés par un ou plusieurs zéros ?

R. On opère sans avoir égard aux zéros, en ayant soin d'écrire sur la droite du produit total autant de zéros que l'on en a négligé dans un ou dans les deux facteurs.

EXEMPLE :

Soit 320 à multiplier par 270 on effectue ainsi l'opération :

```
    3 2 0
    2 7 0
  -------
  2 2 4
  6 4
---------
  8 6 4 0 0
```

D. Prouvez qu'en opérant ainsi on ne change pas la valeur du produit ?

R. Je dis qu'en opérant ainsi on n'a pas changé la valeur du produit ; en effet, en négligeant un zéro sur la droite du multiplicande on rend ce nombre dix fois plus petit ; le produit est donc rendu dix fois plus petit ; pour le ramener à sa juste valeur, il faut le rendre dix fois plus grand, ce qui se fait en plaçant un zéro sur sa droite.

En second lieu, en négligeant un zéro sur la droite du multiplicateur, on rend ce nombre dix fois plus petit ; le produit est donc rendu dix fois plus petit ; pour le ramener à sa juste valeur il faut le rendre dix fois plus grand, ce qui se fait en plaçant un zéro sur sa droite. On voit donc qu'il a fallu placer deux zéros sur la droite du produit total ; c'est-à-dire autant que l'on en a négligé dans les deux facteurs.

D. Comment fait-on la preuve de la Multiplication ?

R. Pour faire la preuve de la multiplication, il suffit d'intervertir l'ordre des facteurs, c'est-à-dire mettre le multiplicande à la place du multiplicateur ; ensuite opérer comme à l'ordinaire, et si l'opération a été bien faite, le produit que l'on obtiendra sera égal au produit primitif.

EXEMPLE :

Soit à multiplier 784 par 236. Pour faire la preuve de l'opération on multipliera 236 par 784.

D. Quels sont les usages de la multiplication ?

R. Les usages de la multiplication sont :

1° De trouver le prix de plusieurs choses lorsqu'on connaît le prix d'une seule. Exemple : combien coûtent 25 hectolitres de blé, sachant que le prix de l'hectolitre est de 12 francs.

Le prix de 25 hectolitres s'obtiendra en multipliant 12 par 25, c'est-à-dire en répétant le prix d'un hectolitre 25 fois.

2° De convertir des mesures d'espèces supérieures en mesures d'espèces inférieures. Exemple : On demande combien il y a de minutes dans un jour, sachant qu'il y a 24 heures dans le jour, et 60 minutes dans l'heure. Le nombre demandé s'obtiendra en mutipliant 60 par 24. En effet chaque heure contient 60 minutes, 24 heures contiennent donc 24 fois 60, ou 1440 minutes.

3° A former les puissances des nombres.

D. Qu'appelle-t-on puissance d'un nombre ?

R. On appelle puissance d'un nombre le produit de ce nombre multiplié une ou plusieurs fois par lui-même.

De la Division des nombres entiers.

D. Qu'est-ce que la Division des nombres entiers ?

R. La Division des nombres entiers est une opération par laquelle on cherche combien de fois un nombre appelé dividende, contient un autre nombre appelé diviseur ; le résultat de cette opération se nomme quotient.

D. La Division n'a-t-elle pas quelques rapports avec la Soustraction ?

R. La Division n'est que l'abrégé de la Soustraction.

D. Prouvez que la division est l'abrégé de la soustraction ?

R. On pourra faire la division par la soustraction, en retranchant le diviseur du dividende autant de fois qu'il sera possible, et le nombre des opérations exprimera le quotient de la division.

EXEMPLE :

Soit 12 à diviser par 4, on opérera de la manière suivante :

```
12
 4
——  1re opération.
 8
 4
——  2e opération.
 4
 4
——  3e opération.
 0
```

Mais ce procédé deviendrait trop long, surtout si le dividende était un nombre considérable et le diviseur un nombre simple.

D. Quel changement fait-on subir au quotient quand on rend le dividende un certain nombre de fois plus grand ou plus petit ?

R. Le quotient devient le même nombre de fois plus grand ou plus petit.

EXEMPLE :

Soit à rendre 5 fois plus grand le dividende.

Je dis que le quotient sera rendu 5 fois plus grand, en effet, en rendant 5 fois plus grand le dividende il contiendra 5 fois plus le diviseur, et le quotient qui exprime ce nombre de fois sera rendu 5 fois plus grand.

D. Quel changement fait-on subir au quotient, quand on rend le diviseur un certain nombre de fois plus grand ou plus petit ?

R. Le quotient devient le même nombre de fois plus grand ou plus petit.

EXEMPLE :

Soit à rendre 4 fois plus grand le diviseur ;

Je dis que le quotient sera rendu 4 fois plus petit. En effet, en rendant 4 fois plus grand le diviseur, il sera contenu 4 fois moins dans le dividende, et le quotient qui exprime ce nombre de fois sera rendu 4 fois plus petit.

D. Quel changement fait-on subir au quotient quand on rend le dividende et le diviseur le même nombre de fois plus grand ou plus petit ?

R. Le quotient ne change pas de valeur.

En effet, si l'on rend par exemple 5 fois plus grand le dividende, le quotient devient 5 fois plus grand.

En second lieu, si l'on rend 5 fois plus grand le diviseur, le quotient devient 5 fois plus petit ; ce même quotient est donc tour à tour rendu 5 fois plus grand et 5 fois plus petit ; donc il n'a pas changé de valeur.

Division d'un nombre entier composé par un nombre simple.

D. Comment fait-on la division d'un nombre entier composé par un nombre simple ?

R. Pour faire la division d'un nombre composé par un nombre simple on prend la moitié, le tiers, le quart du dividence, selon que l'indique le diviseur.

EXEMPLE :

Soit 345 à diviser par 3 on a pour résultat 115 ; dans le cours de l'opération on a parlé ainsi : le tiers de 3 est de 1 ; le tiers de 4 est de 1, il reste 1 qui vaut 10 ; 10 et 5 font 15, le tiers de 15 est de 5.

Division des Nombres entiers composés.

D. Comment fait-on la division des nombres entiers composés ?

R. Pour faire la division des nombres entiers composés, on écrit le diviseur à la droite du dividende, on sépare ces deux nombres par un trait vertical ; on souligne le diviseur pour le séparer du quotient; on prend sur la gauche du dividende autant de chiffres qu'il en faut pour former un nombre qui puisse contenir le diviseur, ce nombre est le premier dividende partiel ; on cherche combien de fois le premier chiffre à gauche du diviseur, est contenu dans le premier ou les deux premiers chiffres à gauche du dividende total ; on écrit ce nombre de fois au-dessous du diviseur, on multiplie le diviseur par ce chiffre, on retranche le produit du premier dividende partiel et on écrit le reste au-dessous ; à la droite de ce reste on abaisse le chiffre suivant du dividende total, ce qui donne le deuxième dividende partiel, sur lequel on opère comme sur le premier ; on continue ainsi l'opération, jusqu'à ce que l'on ait abaissé tous les chiffres du dividende total.

EXEMPLE :

Soit 84973 à diviser par 523, on disposera l'opération de la manière suivante :

Dividende total	84973	523 Diviseur.
	523	162 Quotient.
	3267	
	3138	
	01293	
	1046	
	0247	

D. Prouvez qu'en opérant ainsi on a bien le véritable

quotient ?

R. En opérant ainsi on a bien le véritable quotient; car, on détermine successivement le nombre de fois que le diviseur est contenu dans chaque dividende partiel, et par conséquent dans le dividende total.

D. Quand le dividende partiel ne contient pas le diviseur, que faut-il faire ?

R. Il faut écrire zéro au quotient avant d'abaisser le chiffre suivant du dividende total, et cela, afin que chaque chiffre du quotient, exprime des unités de même ordre que le dividende partiel qui a fourni ce chiffre.

D. Quand est-ce qu'un chiffre mis au quotient est trop grand.

R: Un chiffre mis au quotient est trop grand, quand le produit du diviseur par ce chiffre ne peut être retranché du dividende partiel sur lequel on opère ; il faut alors le diminuer d'une unité et faire de nouveau la vérification de ce chiffre.

D. Quand est-ce qu'un chiffre mis au quotient est trop petit ?

R. Un chiffre mis au quotient est trop petit, quand le reste égale ou surpasse le diviseur, il faut alors augmenter ce chiffre d'une unité, et faire de nouveau la vérification de ce chiffre.

D. Comment fait-on la preuve de la division ?

R. Pour faire la preuve de la division, il suffit de multiplier le diviseur par le quotient et ajouter au produit le reste de la division s'il y en a un ; si l'opération a été bien faite la somme que l'on obtiendra sera égale au dividende.

D. Pourquoi commence-t-on la division par la gauche ?

R. On commence la division par la gauche, parce que

dans cette opération, on se propose d'abord de déterminer les plus hautes unités du quotient, or le dividende étant le produit du diviseur par les différents chiffres du quotient, et que le premier chiffre à gauche du quotient exprime des unités de l'ordre le plus élevé; c'est donc sur la gauche du dividende, que se trouve le produit du diviseur par ce chiffre; tandis qu'il serait presqu'impossible de déterminer dans quelle partie du dividende total se trouve le produit du diviseur par les plus faibles unités du quotient.

D. Que faut-il faire quand le dividende et le diviseur sont terminés par un ou plusieurs zéros?

R. Si le dividende et le diviseur sont terminés par le même nombre de zéros, on les supprime pour abréger l'opération; si, au contraire, le dividende et le diviseur ne sont pas terminés par le même nombre de zéros, on supprime sur la droite de chacun de ces deux termes autant de zéros qu'il y en a dans celui qui en contient le moins.

EXEMPLES :

1.er Exemple.

Dividende	Diviseur
84ö	42ö
84	2
00	

2.e Exemple.

Dividende	Diviseur
73600ö	53ö
53	138
206	
159	
0470	
424	
046	

D. Prouvez qu'en opérant ainsi on n'a pas changé la valeur du quotient?

R. En effet, il a été démontré que, lorsque l'on rend le

dividende et le diviseur le même nombre de fois plus petit le quotient ne change pas de valeur.

CHAPITRE III.

Opérations sur les Nombres décimaux.

ADDITION DES NOMBRES DÉCIMAUX.

D. Comment fait-on l'addition des nombres décimaux ?

R. L'addition des nombres décimaux s'effectue comme celle des nombres entiers, en ayant soin de placer la virgule dans la somme obtenue au-dessous des virgules qui se trouvent dans les nombres additionnés.

Opération.

$$\begin{array}{r} 35,27 \\ 46,39 \\ 00,74 \\ 0,04 \\ \hline 82,44 \end{array}$$

D. Comment fait-on la preuve de l'addition des nombres décimaux ?

R. La preuve de l'addition des nombres décimaux se fait comme celle des nombres entiers.

SOUSTRACTION DES NOMBRES DÉCIMAUX.

D. Comment fait-on la soustraction des nombres décimaux ?

R. La soustraction des nombres décimaux s'effectue comme celle des nombres entiers, en ayant soin de compléter par des zéros toutes les décimales qui pourraient manquer, et de placer la virgule dans le reste au-dessous des virgules qui se trouvent dans les nombres proposés.

EXEMPLE :

Soit 34,043 à retrancher de 48,750. On disposera ainsi l'opération en écrivant le plus petit nombre au-dessous du plus grand.

```
 4 8 , 7 5 0
 3 4 , 0 4 3
 -----------
 1 4 , 7 0 7
```

D. Comment fait-on la preuve de la soustraction des nombres décimaux ?

R. On fait la preuve de la soustraction des nombres décimaux comme celle des nombres entiers.

MULTIPLICATION DES NOMBRES DÉCIMAUX.

D. Qu'est-ce que la multiplication des nombres décimaux ?

R. La multiplication des nombres décimaux est une opération qui a pour but de trouver un produit qui contienne le multiplicande tout entier, autant de fois qu'il y a d'unités dans le multiplicateur, et autant de parties de ce multiplicande qu'il y a de parties de l'unité dans le multiplicateur.

EXEMPLE :

Multiplier 57 par 8, 5, c'est chercher un produit qui contienne le multiplicande 57, 8 fois, et les 5 dixièmes de 57.

D. Qu'arrive-t-il lorsque le multiplicateur est plus petit que l'unité ?

R. Le produit est plus petit que le multiplicande ; en effet, si le multiplicateur était l'unité, le produit serait égal au multiplicande ; si donc le multiplicateur ne renferme que des parties d'unité, le produit ne renfermera que des parties du multiplicande.

D. Comment fait-on la multiplication des nombres décimaux ?

R. Pour faire la multiplication des nombres décimaux, on considère ces nombres comme s'ils étaient entiers, c'est-à-dire sans avoir égard aux virgules, mais en ayant soin de séparer sur la droite du produit total autant de chiffres décimaux qu'il y en a dans les deux facteurs pris ensemble.

EXEMPLE :

Soit à multiplier 27,53 par 6,34, on opérera ainsi :

```
   2 7 , 5 3
       6 , 3 4
   -----------
   1 1 0 1 2
   8 2 5 9
1 6 5 1 8
-----------
1 7 4,5 4 0 2
```

D. Prouvez qu'en opérant ainsi on obtient bien le véritable résultat?

R. En opérant de cette manière, je dis que l'on obtient bien le véritable résultat ; en effet, en négligeant la virgule au multiplicande, on emploie un nombre cent fois trop grand, on obtient conséquemment un produit qui est cent fois trop grand ; pour le ramener à sa juste valeur, il faut le rendre cent fois plus petit, ce qui se fait en séparant deux chiffres sur sa droite.

D'un autre côté, en négligeant la virgule au multiplicateur on emploie un nombre cent fois trop grand, on obtient conséquemment un produit qui est encore cent fois trop grand ; pour le ramener à sa juste valeur il faut le rendre cent fois plus petit, ce qui se fait en séparant deux chiffres sur sa droite.

Dans le premier cas on a séparé deux chiffres ; dans le second encore deux chiffres, en tout quatre chiffres; c'est-à-dire autant qu'il y en a dans les deux facteurs pris ensemble.

D. Comment fait-on la preuve de la multiplication des nombres décimaux ?

R. La preuve de la multiplication des nombres décimaux s'effectue comme celle des nombres entiers.

DIVISION DES NOMBRES DÉCIMAUX.

D. Qu'est-ce que la division des nombres décimaux ?

R. La division des nombres décimaux est une opération par laquelle étant donné, un produit appelé dividende, et l'un de ses facteurs appelé diviseur, on cherche l'autre facteur appelé quotient.

D. Comment fait-on la division des nombres décimaux ?

R. Pour faire la division des nombres décimaux il faut, si le dividende et le diviseur contiennent le même nombre de chiffres décimaux, opérer sans avoir égard aux virgules, c'est-à-dire comme sur les nombres entiers. Si au contraire, le dividende et le diviseur ne contiennent pas le même nombre de chiffres décimaux, remplacer par des zéros les ordres manquants dans celui des deux nombres qui en contient le moins, et opérer comme sur des nombres entiers.

EXEMPLE :

Soit à diviser 347,25 par 15,43, et 47,38 par 6,4 :

Dans le premier exemple il suffira de supprimer les virgules et de diviser 34725 par 1543 ;

Et dans le second, écrire un zéro sur la droite du diviseur pour remplacer les centièmes, supprimer la virgule au dividende et au diviseur, et diviser 4738 par 640.

D. Prouvez qu'en opérant ainsi on a bien le quotient demandé.

R. En opérant ainsi on a bien le véritable quotient, car on a démontré que quand les deux termes d'une division sont rendus le même nombre de fois plus grand, le quotient ne change pas de valeur.

CHAPITRE IV.

Divisibilité des Nombres.

D. Quand est-ce qu'un nombre en divise un autre, ou est diviseur de cet autre ?

R. Un nombre en divise un autre ou est diviseur de cet autre, quand la division ne laisse pas de reste. Ainsi, 4 est un diviseur de 16.

D. Qu'appelle-t-on diviseur, facteur, sous-multiple d'un nombre ?

R. On appelle diviseur, facteur, sous-multiple d'un nombre un nombre qui divise exactement le premier, sans laisser de reste. Ainsi, 3 est diviseur, facteur, sous-multiple de 12, de 15, de 18, etc.

D. Qu'appelle-t-on multiple d'un nombre ?

R. On appelle multiple d'un nombre un second nombre qui contient plusieurs fois exactement le premier, ou qui est exactement divisible par le premier. Ainsi, 12 est multiple de 4, 18 est multiple de 6.

D. Qu'appelle-t-on nombre premier ?

R. On appelle nombre premier un nombre entier qui n'est exactement divisible que par lui-même ou par l'unité. Ainsi, 7, 11, 13, 17, etc., sont des nombres premiers.

D. Quand est-ce que deux nombres sont premiers entre eux ?

R. Deux nombres sont premiers entre eux, lorsqu'ils sont entiers et qu'ils n'ont aucun diviseur commun autre que l'unité. Ainsi, 11 et 15 sont premiers entre eux, 13 et 18 le sont aussi.

D. Qu'appelle-t-on nombres pairs?

R. On appelle nombres pairs les nombres entiers qui sont divisibles par deux. Ainsi, 8, 4, 12, 18, 26, sont des nombres pairs.

D. Qu'appelle-t-on nombres impairs?

R. On appelle nombres impairs les nombres entiers qui ne sont pas divisibles par deux.

D. Lorsqu'un nombre en divise plusieurs, divise-t-il leur somme?

R. Oui. Ainsi, soient les nombres 30 et 24, par exemple, chacun divisible par 6, je dis que leur somme 54 est divisible par 6.

En effet, 30 divisé par 6 donne pour quotient 5, 24 divisé par 6 donne pour quotient 4; d'après cela il est évident que 54 étant divisé par 6, donnera un quotient égal à la somme des quotients primitifs 5 et 4; donc 54 contiendra 5 fois, plus 4 fois, ou 9 fois le diviseur, c'est-à-dire divisible par 6.

D. Lorsqu'un nombre admet un diviseur, les multiples de ce nombre admettent-ils ce diviseur?

R. Oui. Soit par exemple 6 qui divise 18 : je dis que 6 divisera deux fois 18 ou 36.

En effet, 18 égale 6 répété trois fois; donc 36 qui est double de 18, égale 6 répété 6 fois.

D. Lorsque deux nombres ont un diviseur commun, leur différence admet-elle ce diviseur?

D. Oui. Soient, par exemple, les deux nombres 54 et 24 divisibles par 6 : je dis que leur différence 30 est aussi divisible par 6.

En effet, 54 contient 6 neuf fois; 24 contient 6 quatre fois;

donc, le reste 30, contient évidemment 6, répété 9 fois moins 4 fois ou 5 fois, et par conséquent divisible par 6.

D. Quand deux nombres termes d'une division ont un diviseur commun, le reste de la division admet-il ce diviseur ?

R. Oui. Soient, par exemple, les deux nombres 100 et 45 qui admettent le diviseur 5, je dis que le reste 10 de la division admet ce diviseur.

En effet, puisque le dividende est égal au diviseur multiplié par le quotient plus le reste, on a l'égalité suivante $100 = (45 \times 2) + 10$; mais 100, le premier membre de cette égalité, étant divisé par 5, donne pour quotient 20, qui est un nombre entier ; il faut donc que l'autre membre qui lui est égal donne le même quotient, si l'on prend le même diviseur ; or, 45 multiplié par 2 ou 90, contient le diviseur 5 18 fois ; il faut donc que le reste 10 contienne le diviseur commun 5, 20 fois moins 18 fois, ou 2 fois, et par conséquent divisible par 5.

Caractéres de divisibilité des Nombres.

D. Quand est-ce qu'un nombre est divisible par 2 ?

R. Un nombre est divisible par 2 quand il est terminé par zéro ou par un chiffre pair.

En effet, s'il est terminé par zéro, il renferme un nombre exact de dixaines, et les dixaines sont multiples de 2, puisque deux fois 5 font 10.

S'il est terminé par un chiffre pair comme, par exemple, 146, on pourra le décomposer en deux parties : celle des dixaines et celle des unités, de manière qu'on aura, $146 = 140 + 6$; or, la première partie 140 est divisible par 2 comme étant terminée par zéro, la seconde partie 6, l'est aussi par 2, comme étant un chiffre pair.

Donc le nombre tout entier est divisible par 2.

D. Quand est-ce qu'un nombre est divisible par 5 ?

R. Un nombre est divisible par 5 quand il est terminé par zéro ou par 5.

En effet, s'il est terminé par zéro, il renferme un nombre exact de dixaines ; les dixaines sont multiples de 5, conséquemment divisibles par 5.

S'il est terminé par un 5, comme par exemple 135, on pourra le décomposer en deux parties : celle des dixaines et celle des unités, de manière qu'on aura, 135 = 130 + 5 ; or, la première partie 130 est divisible par 5, comme étant terminée par zéro, la seconde partie 5, l'est aussi par supposition.

Donc le nombre tout entier est divisible par 5.

D. Quand est-ce qu'un nombre est divisible par 4 ?

R. Un nombre est divisible par 4 quand la somme de ses deux derniers chiffres à droite est divisible par 4.

Soit, par exemple, le nombre 324, dont la somme des deux derniers chiffres à droite est divisible par 4 ; je dis que ce nombre est divisible par 4.

En effet, 324 peut se décomposer en deux parties : celle des dixaines et des unités réunies, et celle des centaines.

Or, cette dernière partie est divisible par 4, car les centaines sont multiples de 4 ; l'autre partie l'est aussi par supposition.

Donc le nombre tout entier est divisible par 4.

D. Quand est-ce qu'un nombre est divisible par 9 ?

R. Un nombre est divisible par 9 quand la somme de ses chiffres pris avec leur valeur absolue est divisible par 9.

Soit, par exemple, le nombre 43281 dont la somme des chiffres est 18. Je dis que ce nombre est divisible par 9.

En effet, on peut décomposer ce nombre en deux parties, dont la première est un multiple de 9, et dont la seconde est égale à la somme des chiffres du nombre pris en valeur absolue. Ainsi, le nombre 43281 équivaut à 40000 + 3000 + 200 + 80 + 1.

Mais on voit que :

$$\begin{aligned} 40{,}000 &= (9{,}999 \times 4) + 4. \\ 3{,}000 &= (999 \times 3) + 3. \\ 200 &= (99 \times 2) + 2. \\ 80 &= (9 \times 8) + 8. \\ 1 &= (0 \times 1) + 1. \end{aligned}$$

Or, tous les nombres compris entre les accolades sont divisibles par 9 comme étant des multiples de 9 ; de même la somme des chiffres compris en dehors des accolades est aussi divisible par 9 comme formant la somme des chiffres du nombre pris en valeur absolue.

Donc le nombre tout entier est divisible par 9.

D. Quand est-ce qu'un nombre est divisible par 3 ?

R. Un nombre est divisible par 3 quand la somme de ses chiffres pris en valeur absolue est un multiple de 3.

En effet, tout nombre peut se décomposer en deux parties, dont l'une est un multiple de 9, comme on l'a vu dans le théorème précédent, et dont l'autre est égale à la somme des chiffres du nombre pris en valeur absolue.

Or, la première partie étant divisible par 9, l'est aussi par 3 ; la seconde l'est par supposition.

Donc le nombre tout entier est divisible par 3.

Conséquences des cas de divisibilité des Nombres.

D. Quand est-ce qu'un nombre est divisible par 6 ?

R. Un nombre est divisible par 6 quand il l'est par 2 et

par 3 ; car l'étant par 2 et par 3, il l'est par le produit de ces deux nombres, ou 6.

D. Quand est-ce qu'un nombre est divisible par 12 ?

R. Un nombre est divisible par 12 quand il est divisible par 4 et par 3 ; car l'étant par 4 et par 3, il l'est par le produit de ces deux nombres, ou 12.

D. Quand est-ce qu'un nombre est divisible par 15 ?

R. Un nombre est divisible par 15 quand il est divisible par 3 et par 5, car l'étant par 3 et par 5, il l'est par le produit de ces deux nombres, ou 15.

D. Quand est-ce qu'un nombre est divisible par 18 ?

R. Un nombre est divisible par 18 quand il est divisible par 9 et par 2 ; car l'étant par 9 et par 2, il l'est par le produit de ces deux nombres, ou 18.

Décomposition des Nombres en leurs facteurs premiers.

D. Comment décompose-t-on un nombre en ses facteurs premiers ?

R. Pour décomposer un nombre en ses facteurs premiers, il faut diviser ce nombre et tous les quotients obtenus par le plus petit nombre premier possible autre que l'unité.

Soit, par exemple, le nombre 360 que l'on se propose de décomposer en ses facteurs premiers ;

On disposera l'opération de la manière suivante :

360	2	Le nombre 360 est divisible par 2 ; le quotient
180	2	180 est aussi divisible par 2 ; le quotient 90 est
90	2	encore divisible par 2 ; le quotient 45 n'est plus
45	3	divisible par 2, mais bien par 3, et encore le
15	3	quotient 15 ; le quotient 5 étant un nombre pre-
5	5	mier, n'est divisible que par l'unité.
1		

CHAPITRE V.

Des Fractions ordinaires.

D. Qu'arrive-t-il lorsque l'on rend le numérateur d'une fraction un certain nombre de fois plus grand ou plus petit ?

R. Lorsque l'on rend le numératenr d'une fraction un certain nombre de fois plus grand ou plus petit ; la fraction est rendue le même nombre de fois plus grande ou plus petite. Soit, par exemple, à rendre 4 fois plus grand le numérateur de la fraction $\frac{4}{9}$, je dis que cette fraction sera rendue 4 fois plus grande.

En effet, en multipliant le numérateur d'une fraction par 4 on indique que l'on prend 4 fois plus de parties, et comme ces parties n'ont pas changé, puisqu'elles expriment toujours des neuvièmes, il résulte que la fraction est rendue 4 fois plus grande. De même que si l'on rend le numérateur 4 fois plus petit, la fraction contiendra 4 fois moins de parties ; ces parties ne changeant pas, la fraction est rendue 4 fois plus petite.

D. Qu'arrive-t-il lorsque l'on rend le dénominateur d'une fraction un certain nombre de fois plus grand ou plus petit ?

R. Lorsque l'on rend le dénominateur d'une fraction un certain nombre de fois plus grand ou plus petit, la fraction devient au contraire le même nombre de fois plus grande ou plus petite.

Soit, par exemple, à rendre 2 fois plus grand le dénominateur de la fraction $\frac{5}{8}$, je dis que cette fraction est rendue 2 fois plus petite.

En effet, en multipliant le dénominateur par 2, on indique que l'unité est divisée en deux fois plus de parties égales, ces parties sont donc deux fois plus petites, et comme on n'en prend toujours que le même nombre, puisqu'on ne change pas le numérateur, il résulte que la fraction est rendue 2 fois plus petite.

De même en divisant le dénominateur par 2, on indique que l'unité est divisée en deux fois moins de parties égales, les nouvelles parties sont donc deux fois plus grandes, et comme on n'en prend toujours que le même nombre, puisqu'on ne change pas le numérateur, il résulte que la fraction est rendue 2 fois plus grande.

D. Qu'arrive-t-il lorsque l'on rend le numérateur et le dénominateur d'une fraction le même nombre de fois plus grands ou plus petits?

R. Lorsque l'on rend les deux termes d'une fraction le même nombre de fois plus grands ou plus petits la fraction ne change pas de valeur.

Soit, par exemple, à rendre 2 fois plus grands les deux termes de la fraction $\frac{8}{9}$; je dis que cette fraction ne change pas de valeur.

En effet, en rendant deux fois plus grand le numérateur, la fraction est rendue 2 fois plus grande; mais en rendant 2 fois plus grand le dénominateur, la fraction est rendue deux fois plus petite; cette fraction est donc rendue tour à tour 2 fois plus grande et deux fois plus petite; donc elle n'a pas changé de valeur.

De même en rendant 2 fois plus petits les deux termes d'une fraction, cette fraction est tour à tour rendue deux fois plus petite et deux fois plus grande; donc elle n'a pas changé de valeur.

Comparaison des fractions.

D. Quelle est la plus grande de deux fractions qui ont

même numérateur ?

R. De deux fractions qui ont même numérateur, la plus grande est celle qui a le plus petit dénominateur.

Soit à comparer, par exemple, les fractions $\frac{3}{5}$ et $\frac{3}{8}$, je dis que la fraction $\frac{3}{5}$ est plus grande que la fraction $\frac{3}{8}$.

En effet, on prend dans chacune de ces fractions le même nombre de parties, puisqu'elles ont même numérateur, mais les cinquièmes sont plus grands que les huitièmes. Donc la fraction $\frac{3}{5}$ est plus grande que la fraction $\frac{3}{8}$.

D. Quelle est la plus grande de deux fractions qui ont même dénominateur ?

R. De deux fractions qui ont même dénominateur, la plus grande est celle qui a le plus grand numérateur.

Soit à comparer, par exemple, les fractions $\frac{5}{8}$ et $\frac{3}{8}$, je dis que la fraction $\frac{5}{8}$ est plus grande que la fraction $\frac{3}{8}$.

En effet, dans chacune de ces fractions l'unité est divisée en un même nombre de parties égales; or, la fraction $\frac{5}{8}$ renferme plus de parties que la fraction $\frac{3}{8}$. Donc elle est la plus grande.

D. Quelle est la plus grande de deux fractions dont les deux termes diffèrent entre eux d'un même nombre de parties.

R. De deux fractions dont les termes diffèrent entre eux d'un même nombre de parties, la plus grande est celle qui a le plus grand dénominateur.

Soit à comparer, par exemple, les fractions $\frac{9}{11}$ et $\frac{5}{6}$; je dis que la fraction $\frac{9}{11}$ est plus grande que la fraction $\frac{5}{7}$.

En effet, il ne manque à chacune de ces fractions qu'un même nombre de parties pour égaler l'unité; mais les parties manquantes dans $\frac{9}{11}$ sont plus petites que les parties manquantes dans $\frac{5}{7}$; donc la fraction $\frac{9}{11}$ est plus grande que la fraction $\frac{5}{7}$.

D. Qu'arrive-t-il lorsque l'on ajoute une même quantité aux deux termes d'une fraction ?

R. Lorsque l'on ajoute une même quantité aux deux termes d'une fraction, celle-ci est rendue plus grande.

Soit, par exemple, 4 à ajouter aux deux termes de la fraction $\frac{3}{7}$, on aura $\frac{7}{11}$; je dis que la fraction $\frac{7}{11}$ est plus grande que la fraction $\frac{3}{7}$.

En effet, on a démontré que de deux fractions dont les termes diffèrent entre eux d'un même nombre de parties, la plus grande est celle qui a le plus grand dénominateur ; donc la fraction $\frac{3}{7}$ est rendue plus grande.

D. Qu'arrive-t-il lorsque l'on retranche une même quantité aux deux termes d'une fraction ?

R. Lorsque l'on retranche une même quantité aux deux termes d'une fraction on rend cette fraction plus petite.

Je suppose, par exemple, que l'on retranche 4 aux deux termes de la fraction $\frac{7}{12}$, on aura $\frac{3}{8}$; fraction plus petite que $\frac{7}{12}$.

En effet, on a démontré que de deux fractions dont les deux termes diffèrent entre eux d'un même nombre de parties, la plus grande est celle qui a plus grand dénominateur. Donc la fraction $\frac{7}{12}$ est rendue plus petite.

D. Qu'arrive-t-il lorsque l'on ajoute une même quantité aux deux termes d'une expression fractionnaire ?

R. Lorsque l'on ajoute une même quantité aux deux termes d'une expression fractionnaire, on rend cette expression fractionnaire plus petite.

Je suppose, par exemple, que l'on ajoute 3 aux deux termes de l'expression fractionnaire $\frac{7}{5}$, on aura $\frac{10}{8}$; je dis que l'expression fractionnaire $\frac{10}{8}$ est plus petite que $\frac{7}{5}$.

En effet, $\frac{7}{5}$ surpasse l'unité de $\frac{2}{5}$;

$\frac{10}{8}$ surpasse l'unité de $\frac{2}{8}$; or, la fraction $\frac{2}{5}$ est plus grande que $\frac{2}{8}$; donc $\frac{7}{5}$ surpasse plus l'unité que $\frac{10}{8}$, et par conséquent l'expression fractionnaire $\frac{7}{5}$ est rendue plus petite.

D. Qu'arrive-t-il lorsque l'on retranche une même quantité aux deux termes d'une expression fractionnaire ?

R. Lorsque l'on retranche une même quantité aux deux termes d'une expression fractionnaire, on rend cette expression fractionnaire plus grande.

Je suppose, par exemple, que l'on retranche 3 aux deux termes de l'expression fractionnaire $\frac{9}{7}$, on aura $\frac{6}{4}$; je dis que l'expression fractionnaire $\frac{6}{4}$ est plus grande que $\frac{9}{7}$.

En effet, $\frac{9}{7}$ surpasse l'unité de $\frac{2}{7}$;

$\frac{6}{4}$ surpasse l'unité de $\frac{2}{4}$; or, la fraction $\frac{2}{7}$ est plus petite que la fraction $\frac{2}{4}$; donc $\frac{9}{7}$ surpasse moins l'unité que $\frac{6}{4}$; par conséquent l'expression fractionnaire $\frac{9}{7}$ est rendue plus grande.

D. Comment transforme-t-on une expression fractionnaire en un nombre fractionnaire ?

R. Pour transformer une expression fractionnaire en un nombre fractionnaire on divise le numérateur par le dénominateur, on obtient un quotient et un reste. Alors la valeur du nombre fractionnaire, est égale au quotient suivi d'une fraction ayant pour numérateur le reste de la division, et pour dénominateur le diviseur.

EXEMPLE :

Soit l'expression fractionnaire $\frac{23}{7}$; en divisant 23 par 7, on a pour quotient 3 et pour reste 2; donc $\frac{23}{7}$ égale 3 unités $\frac{2}{7}$.

D. Comment transforme-t-on un nombre fractionnaire en une expression fractionnaire équivalente ?

R. Pour transformer un nombre fractionnaire en une expression fractionnaire équivalente, on multiplie les unités entières par le dénominateur de la fraction qui les accompagne, on ajoute le produit au numérateur, et on donne pour dénominateur au nombre ainsi formé le dénominateur de la fraction.

EXEMPLE :

Soit le nombre fractionnaire $3 \frac{4}{7}$ à transformer en une expression fractionnaire ; on aura d'abord $3 \times 7 = 21$, ensuite $21 + 4 = 25$, et en donnant à ce nombre le dénominateur de la fraction, on a l'expression fractionnaire $\frac{25}{7}$.

D. Comment convertit-on une fraction ordinaire en une fraction décimale ?

Pour convertir une fraction ordinaire en fraction décimale on divise son numérateur par son dénominateur ; on pousse l'opération jusqu'à ce que l'on ait obtenu au quotient autant de décimales que l'on désire en avoir ; le quotient exprime la valeur de la fraction proposée.

EXEMPLE :

Soit la fraction $\frac{5}{16}$ que l'on se propose de convertir en fraction décimale, on opérera ainsi :

```
50     | 16
020    |--------
 040   | 0,3125
  080  |
   00  |
```

On opère de même s'il s'agit d'une expression fractionnaire.

D. Comment convertit-on une fraction décimale en fraction ordinaire ?

R. Pour convertir une fraction décimale en fraction ordinaire, on prend pour numérateur la partie décimale, abstraction faite de la virgule, et pour dénominateur l'unité suivie d'autant de zéros qu'il y a de chiffres décimaux.

EXEMPLE :

Soit à convertir en fractions ordinaires les fractions suivantes : 0,7408 et 0,325.

On aura 0,7408 $\frac{7408}{10000}$ et 0,325 $\frac{325}{1000}$.

Réduction des fractions au même dénominateur.

D. Comment réduit-on deux ou plusieurs fractions au même dénominateur ?

R. Pour réduire deux ou plusieurs fractions au même dénominateur on multiplie les deux termes de chacune d'elles par le produit des dénominateurs de toutes les autres.

EXEMPLE :

Soit à réduire au même dénominateur les fractions suivantes : $\frac{5}{8}$, $\frac{2}{3}$, $\frac{8}{13}$.

ON AURA

$$\left\{\begin{array}{l}\frac{5}{8}=\frac{5 \times 3 \times 13}{8 \times 3 \times 13}=\frac{195}{312} \\ \frac{2}{3}=\frac{2 \times 8 \times 13}{3 \times 8 \times 13}=\frac{208}{312} \\ \frac{8}{13}=\frac{8 \times 3 \times 8}{13 \times 3 \times 8}=\frac{192}{312}\end{array}\right.$$

D. Prouvez qu'en opérant ainsi on ne change pas la valeur des fractions ?

R. En opérant ainsi on ne change pas la valeur des fractions puisqu'on multiplie les deux termes de chacune d'elles par un même nombre ; de plus, elles ont même dénominateur, car chaque dénominateur est le produit de tous les dénominateurs primitifs, seulement multipliés dans un ordre différent, ce qui n'altère pas la valeur du produit.

D. Peut-on quelquefois simplifier la règle générale pour réduire plusieurs fractions au même dénominateur ?

R. On peut simplifier la règle générale pour réduire plusieurs fractions au même dénominateur, lorsque parmi les dénominateurs des fractions proposées, il se trouve un dénominateur multiple de tous les autres ; dans ce cas on prend ce dénominateur pour dénominatèur commun ; on le divise par chaque dénominateur primitif et on multiplie par le quotient obtenu les deux termes de la fraction dont on a pris le dénominateur pour diviseur.

EXEMPLE :

Soit à réduire au même dénominateur les fractions suivantes : $\frac{3}{4}$, $\frac{1}{6}$, $\frac{3}{8}$, $\frac{5}{24}$.

On remarque que le dénominateur 24 est multiple de tous les autres ; alors on prend ce dénominateur pour dénominateur commun, et on opère comme il suit :

Dénominateur commun divisé par chaque dénominateur primitif.	Les deux termes de chaque fraction multipliés par le quotient.
24 : 4 = 6	$\frac{3 \times 6}{4 \times 6} = \frac{18}{24}$
24 : 6 = 4	$\frac{1 \times 4}{6 \times 4} = \frac{4}{24}$
25 : 8 = 3	$\frac{3 \times 3}{8 \times 3} = \frac{9}{24}$
	$\frac{5}{24} \quad \frac{5}{24}$

D. Comment réduit-on plusieurs fractions au plus petit dénominateur commun ?

R. Pour réduire plusieurs fractions au plus petit dénominateur commun, on décompose chaque dénominateur en ses facteurs premiers ; on prend dans les dénominateurs décomposés, les facteurs premiers communs, élevés à la plus haute puissance ; le produit de ces facteurs est le plus petit dénominateur commun. Ensuite on divise ce dénominateur commun par chaque dénominateur primitif, et on multiplie par le quotient obtenu les deux termes de la fraction dont on a pris le dénominateur pour diviseur.

EXEMPLE :

Soit à réduire au plus petit dénominateur commun les fractions suivantes : $\frac{17}{60}$, $\frac{13}{250}$, $\frac{11}{28}$.

En décomposant chaque dénominateur en ses facteurs premiers, on a :

$$60 = 2^2 \times 3 \times 5$$
$$250 = 2 \times 5^3$$
$$28 = 2^2 \times 7$$

Le plus petit dénominateur commun est donc $2^2 \times 5^3 \times 7 \times 3$ ou 10500.

Dénominateur commun divisé par chaque dénominateur primitif.	Les deux termes de chaque fraction multipliés par le quotient.
10500 : 60 = 175	$\frac{17 \times 175}{60 \times 175} = \frac{2975}{10500}$
10500 : 250 = 42	$\frac{13 \times 42}{250 \times 42} = \frac{646}{10500}$
10500 : 28 = 375	$\frac{11 \times 375}{28 \times 375} = \frac{4125}{10500}$

- Ou bien, pour trouver plus rapidement combien de fois le dénominateur de chaque fraction est contenu dans le plus petit dénominateur commun, on forme un produit avec les facteurs qui manquent à chaque dénominateur pour égaler le plus petit dénominateur commun. Ce produit exprime ce nombre de fois. Ainsi :

$60 = 2^2 \times 3 \times 5$; il manque donc les facteurs 5^2 et 7, dont le produit est 175 ;

$250 = 2 \times 5^3$; il manque donc les facteurs 2, 7 et 3, dont le produit est 42 ;

$28 = 2^2 \times 7$; il manque donc les facteurs 5^3 et 3, dont le produit est 375.

Simplification des fractions.

D. Qu'est-ce que simplifier une fraction ?

R. Simplifier une fraction c'est la convertir en une autre dont les termes sont plus petits.

D. Comment simplifie-t-on une fraction ?

R. Pour simplifier une fraction on divise les deux termes par un même nombre.

EXEMPLE :

Soit à simplifier la fraction $\frac{6}{18}$.

On voit que les deux termes de cette fraction sont divisibles par 2; alors on a $\frac{6}{18} = \frac{3}{9}$.

D. Qu'est-ce que réduire une fraction à sa plus simple expression ?

R. Réduire une fraction à sa plus simple expression c'est la ramener aux plus petits termes possibles.

D. Comment réduit-on une fraction à sa plus simple expression ?

R. Pour réduire une fraction à sa plus simple expression, on essaie si les deux termes sont divisibles par 2, et on continue cette division tant qu'elle est possible ; on essaie de même la division par 3, puis par 5, puis par 7, et enfin par tous les nombres premiers, jusqu'à ce qu'on arrive à un nombre premier plus grand, que la moitié du plus petit des deux termes.

EXEMPLE :

Soit à réduire à sa plus simple expression la fraction $\frac{60}{240}$.

Divisant les deux termes par 2 on obtient. . . . . $\frac{30}{120}$;

Les divisant de nouveau par 2 on obtient. . . . . $\frac{15}{20}$;

Les divisant par 3 on obtient. . . . . $\frac{5}{20}$;

Enfin les divisant par 5 on obtient. . . . . $\frac{1}{4}$.

La fraction $\frac{60}{240}$ est donc égale à $\frac{1}{4}$.

Si les deux termes de la fraction proposée sont terminés par des zéros, on peut en supprimer sur la droite de celui qui en contient le plus, autant qu'il y en a dans celui qui en contient le moins.

Ainsi, la fraction $\frac{350}{1200}$, se réduit d'abord à $\frac{35}{120}$, et ensuite à $\frac{7}{24}$.

Addition des fractions.

D. Comment fait-on l'addition des fractions ?

R. Pour faire l'addition des fractions il faut, quand elles ont le même dénominateur, faire la somme des numérateurs et donner à cette somme le dénominateur commun aux fractions proposées; si elles ont des dénominateurs différents, il faut les réduire au même dénominateur avant d'effectuer l'opération.

EXEMPLE :

Soit à additionner les fractions $\frac{2}{7}$, $\frac{5}{7}$, $\frac{6}{7}$, $\frac{3}{7}$.

Ces fractions exprimant toutes des septièmes, leur somme exprimera aussi des septièmes.

Et on aura...... 2 septièmes;
Plus...... 5 septièmes;
Plus...... 6 septièmes;
Plus...... 3 septièmes;

En tout...... 16 septièmes.

Donc la somme totale est $\frac{16}{7}$ ou 2 unités $\frac{2}{7}$.

Soit encore à additionner les fractions $\frac{2}{3}$, $\frac{3}{4}$, $\frac{5}{7}$.

Ces fractions exprimant des tiers, des quarts et des septièmes ne peuvent être additionnées, attendu qu'elles n'expriment pas les mêmes unités. Il faut donc avant d'additionner ces fractions, les réduire au même dénominateur, et l'on aura

$$\frac{2}{3} = \frac{56}{84}$$
$$\frac{3}{4} = \frac{63}{84}$$
$$\frac{5}{7} = \frac{60}{84}$$

Faisant la somme des numérateurs on a $\frac{56 + 63 + 60}{84} = \frac{179}{84}$

D. Comment opère-t-on quand il y a des nombres entiers joints aux fractions?

R. Lorsqu'il y a des nombres entiers joints aux fractions on fait d'abord la somme des fractions, on en extrait les unités que l'on ajoute à la somme des nombres entiers.

EXEMPLE:

Soit à additionner 6 $\frac{3}{4}$ et 4 $\frac{5}{9}$.

On réduit d'abord les fractions au même dénominateur, et l'on a :

6 $\frac{27}{36}$ et 4 $\frac{20}{36}$.

Faisant la somme des fractions on obtient $\frac{47}{36}$ ou 1 unité $\frac{11}{36}$.

Ajoutant 1 unité $\frac{11}{36}$ aux nombres entiers on a pour résultat 11 unités $\frac{11}{36}$.

Soustraction des fractions.

D. Comment fait-on la soustraction des fractions?

R. Pour faire la soustraction des fractions il faut, quand elles ont même dénominateur, retrancher le plus petit numérateur du plus grand, et donner à la différence le dénominateur commun aux fractions proposées. Si elles ont des dénominateurs différents, il faut les réduire au même dénominateur avant d'effectuer l'opération.

EXEMPLE :

Soit à retrancher $\frac{5}{8}$ de $\frac{7}{8}$.

Ces fractions exprimant des huitièmes, leur différence exprimera aussi des huitièmes;

Et on aura $\frac{7}{8} - \frac{5}{8} = \frac{2}{8}$.

Soit encore à retrancher $\frac{3}{4}$ de $\frac{5}{6}$.

Ces fractions exprimant des quarts et des sixièmes ne peuvent être retranchées l'une de l'autre attendu qu'elles n'expriment pas les mêmes unités. Il faut donc, avant d'effectuer l'opération réduire ces fractions au même dénominateur.

Et l'on a $\frac{20}{24} - \frac{18}{24} = \frac{2}{24}$.

D. Comment opère-t-on quand il y a des nombres entiers joints aux fractions?

R. Lorsqu'il y a des unités jointes aux fractions, on réduit les fractions au même dénominateur, ensuite on fait la soustraction des fractions, puis celle des nombres entiers.

Si la fraction inférieure est plus grande que la fraction supérieure, on augmente la fraction d'une unité qu'on réduit en fraction; on soustrait la fraction inférieure de la fraction supérieure ainsi augmentée; et lorsqu'on arrive aux nombres entiers, on augmente d'une unité le nombre inférieur, puis on achève l'opération comme à l'ordinaire.

EXEMPLE :

Soit le nombre 4 $\frac{3}{7}$ à retrancher de 15 $\frac{8}{9}$.

On réduit les fractions au même dénominateur et on obtient 4 $\frac{27}{63}$ à retrancher de 15 $\frac{56}{63}$.

On retranche $\frac{27}{63}$ de $\frac{56}{63}$, il reste $\frac{29}{63}$; on retranche ensuite 4 de 15, il reste 11.

La différence des nombres est donc 11 $\frac{29}{63}$.

Soit encore le nombre 4 $\frac{7}{8}$ à retrancher de 9 $\frac{5}{16}$.

On réduit ces fractions au même dénominateur et on obtient 4 $\frac{14}{16}$ à retrancher de 9 $\frac{5}{16}$; mais $\frac{14}{16}$ ne pouvant être retranché de $\frac{5}{16}$, on augmente la fraction supérieure d'une unité qui vaut $\frac{16}{16}$, et on obtient $\frac{21}{16}$ à la place de la fraction supérieure. On dit ensuite, $\frac{14}{16}$ de $\frac{21}{16}$ il reste $\frac{7}{16}$; et on retient une unité ; 4 unités et une de retenue, font 5 ; de 9, il reste 4. La différence est donc 4 $\frac{7}{16}$.

Opération.

De.	9 $\frac{5}{16}$
Otez. . .	4 $\frac{14}{16}$
Il reste.	4 $\frac{7}{16}$

Multiplication des fractions.

D. Combien la multiplication des fractions présente-t-elle de cas ?

R. La multiplication des fractions présente trois cas ; savoir : multiplier une fraction par un nombre entier ; un nombre entier par une fraction, et enfin une fraction par une fraction.

D. Comment multiplie-t-on une fraction par un nombre entier ?

R. Pour multiplier une fraction par un nombre entier, il

faut multiplier le numérateur par le nombre entier, et donner au produit le dénominateur de la fraction.

EXEMPLE :

Soit $\frac{4}{9}$ à multiplier par 3.

On aura d'après la règle $\frac{4}{9} \times 3 = \frac{4 \times 3}{9} = \frac{12}{9}$.

Je dis que $\frac{12}{9}$ est bien le véritable produit, car multiplier une fraction par 3 c'est la rendre 3 fois plus grande ; or, on rend une fraction trois fois plus grande en multipliant son numérateur par 3.

Remarque. — Si le dénominateur de la fraction était divisible par le nombre entier, on pourrait diviser ce dénominateur par ce nombre entier sans changer le numérateur.

Soit, par exemple, à multiplier $\frac{5}{12}$ par 4.

On aura $\frac{5}{12} \times 4 = \frac{5}{12 : 4} = \frac{5}{3}$; je dis que $\frac{5}{3}$ est bien le véritable résultat, car, multiplier une quantité par 4, c'est la rendre 4 fois plus grande ; or, on rend une fraction 4 fois plus grande en divisant son dénominateur par 4.

Donc pour multiplier une fraction par un nombre entier, il faut, si cela se peut, diviser son dénominateur par ce nombre, sans toucher au numérateur.

D. Comment multiplie-t-on un nombre entier par une fraction ?

R. Pour multiplier un nombre entier par une fraction il faut multiplier le nombre entier par le numératenr, et donner au produit le dénominateur même de la fraction.

EXEMPLE :

Soit à multiplier 4 par $\frac{3}{7}$.

On aura, d'après la règle, $4 \times \frac{3}{7} = \frac{4 \times 3}{7} = \frac{12}{7}$; je dis que $\frac{12}{7}$ est bien le véritable résultat.

En effet, si l'on avait 4 à multiplier par 3, on aurait pour produit 12; mais ce n'est pas par 3 que l'on doit multiplier, c'est par $\frac{3}{7}$, quantité sept fois plus petite que 3 ; on a donc pris un facteur 7 fois trop grand ; on a conséquemment obtenu un produit 7 fois trop grand ; pour le ramener à sa juste valeur il faut le rendre 7 fois plus petit, ce qui se fait en le divisant par 7, c'est-à-dire en donnant au produit le dénominateur de la fraction.

D. Comment multiplie-t-on une fraction par une fraction ?

R. Pour multiplier une fraction par une fraction il faut multiplier numérateur par numérateur, et dénominateur par dénominateur.

EXEMPLE :

Soit à multiplier $\frac{3}{4}$ par $\frac{5}{6}$.

On aura $\frac{3}{4} \times \frac{5}{6} = \frac{3 \times 5}{4 \times 6} = \frac{15}{24}$; je dis que $\frac{15}{24}$ est bien le véritable résultat.

En effet, si l'on avait $\frac{3}{4}$ à multiplier par 5, on aurait pour produit $\frac{3 \times 5}{4}$; mais ce n'est pas par 5 qu'il faut multiplier, c'est par $\frac{5}{6}$, quantité 6 fois plus petite que 5 ; on a donc pris un facteur 6 fois trop grand, on a conséquemment obtenu un produit 6 fois trop grand ; pour le ramener à sa juste valeur il faut le rendre 6 fois plus petit ; ce qui se fait en multipliant le dénominateur par 6, et l'on a $\frac{3 \times 5}{4 \times 6}$, c'est-à-dire multiplier numérateur par numérateur, et dénominateur par dénominateur.

D. Comment opérerait-on s'il s'agissait de plusieurs fractions ?

R. S'il s'agissait de plusieurs fractions il faudrait multiplier successivement les numérateurs les uns par les autres, et multiplier de même les dénominateurs.

EXEMPLE :

Soit à faire le produit des fractions suivantes : $\frac{2}{3}$, $\frac{3}{4}$, $\frac{5}{6}$; le produit des deux premières fractions est $\frac{2 \times 3}{3 \times 4}$; multipliant ce produit par la troisième fraction, on a $\frac{2 \times 3 \times 5}{3 \times 4 \times 6} = \frac{30}{72}$.

D. Comment prend-on des fractions de fractions ?

R. Pour prendre des fractions de fractions il faut multiplier le numérateur par le numérateur, et le dénominateur par le numérateur.

EXEMPLE :

Soit proposé de prendre les $\frac{2}{3}$ de $\frac{5}{6}$; je dis qu'il faut multiplier numérateur par numérateur, et dénominateur par dénominateur.

En effet, prendre d'abord le tiers de $\frac{5}{6}$, c'est rendre cette fraction trois fois plus petite, ce qui donne $\frac{5}{6 \times 3}$, et pour prendre deux fois ce tiers, il faut le rendre deux fois plus grand, ce qui donne $\frac{5 \times 2}{6 \times 3}$.

Donc, il faut multiplier numérateur par numérateur, et dénominateur par dénominateur.

Division des fractions.

D. Combien de cas présente la division des fractions ?

R. La division des fractions présente trois cas : diviser une fraction par un nombre entier, un nombre entier par une fraction, et enfin une fraction par une fraction.

D. Comment divise-t-on une fraction par un nombre entier ?

R. Pour diviser une fraction par un nombre entier, il faut multiplier le dénominateur par le nombre entier sans toucher au numérateur.

EXEMPLE :

Soit à diviser $\frac{2}{3}$ par 2.

On aura $\frac{2}{3} : 2 = \frac{2}{3 \times 2} = \frac{2}{6}$; je dis que $\frac{2}{6}$ est bien le véritable résultat.

En effet, diviser une fraction par 2, c'est la rendre deux fois plus petite. Or, on rend une fraction deux fois plus petite en multipliant son dénominateur par 2.

Remarque. — Si le numérateur de la fraction était divisible par le nombre entier, on diviserait ce numérateur par ce nombre entier en donnant au quotient le dénominateur même de la fraction.

Soit, par exemple, $\frac{9}{10}$ à diviser par 3.

On aura $\frac{9}{10} : 3 = \frac{9 : 3}{10} = \frac{3}{10}$; je dis que $\frac{3}{10}$ est bien le véritable résultat.

En effet, diviser une fraction par 3, c'est la rendre 3 fois plus petite. Or, on rend une fraction 3 fois plus petite en divisant son numérateur par 3.

D. Comment divise-t-on un nombre entier par une fraction ?

R. Pour diviser un nombre entier par une fraction il faut multiplier ce nombre entier par la fraction renversée.

EXEMPLE :

Soit à diviser 5 par $\frac{2}{3}$.

On aura $5 : \frac{2}{3} = 5 \times \frac{3}{2} = \frac{5 \times 3}{2} = \frac{15}{2}$; je dis que $\frac{15}{2}$ est bien le véritable résultat.

En effet, si l'on avait 5 à diviser par 2, on aurait pour quotient $\frac{5}{2}$; mais ce n'est pas par 2 que l'on doit diviser, c'est par $\frac{2}{3}$, quantité trois fois plus petite que 2 ; on a donc pris un diviseur trois fois trop grand, on a conséquemment obtenu un quotient trois fois trop petit ; pour le ramener à sa juste valeur, il faut le rendre trois fois plus grand, ce qui se fait en multipliant le numérateur par 3, et on a $\frac{5}{2} \times 3 = \frac{15}{2}$; c'est-à-dire le nombre entier multiplié par la fraction renversée.

D. Comment divise-t-on une fraction par une fraction ?

R. Pour diviser une fraction par une fraction il faut multiplier la fraction dividende par la fraction diviseur renversée.

EXEMPLE :

Soit à diviser $\frac{3}{4}$ par $\frac{4}{7}$.

On aura $\frac{3}{4} : \frac{4}{7} = \frac{3}{4} \times \frac{7}{4} = \frac{3 \times 7}{4 \times 4} = \frac{21}{16}$; je dis que $\frac{21}{16}$ est bien le véritable résultat.

En effet, si l'on avait $\frac{3}{4}$ à diviser par 4, on aurait pour quotient $\frac{3}{4 \times 4}$ mais ce n'est pas par 4 que l'on doit di-diviser, c'est par $\frac{4}{7}$ nombre sept fois plus petit que 4, on a donc pris un diviseur sept fois trop grand, on a conséquemment obtenu un quotient sept fois trop petit, pour le ramener à sa juste valeur, il faut le rendre 7 fois plus grand, ce qui se fait en multipliant le numérateur par 7, et on a $\frac{3 \times 7}{4 \times 4}$ c'est-à-dire numérateur multiplié par numérateur, et dénominateur par dénominateur.

D. Comment opère-t-on quand il y a des nombres entiers joints aux fractions ?

R. Quand il y a des nombres entiers joints aux fractions on convertit ces nombres fractionnaires en expressions fractionnaires équivalentes, ensuite on opère comme précédemment.

CHAPITRE VI.

Règle de trois.

D. Qu'est-ce que la règle de trois ?

R. La règle de trois est une opération par laquelle à l'aide de trois nombres donnés on en détermine un quatrième satisfaisant à certaines conditions exprimées dans l'énoncé d'un problême.

D. Comment divise-t-on la règle de trois ?

R. La règle de trois se divise en règle de trois simple et en règle de trois composée.

D. Qu'est-ce que la règle de trois simple ?

R. La règle de trois simple est celle qui ne renferme que trois quantités connues.

D. Qu'est-ce que la règle de trois composée ?

R. La règle de trois composée est celle qui renferme plus de trois quantités connues, qui cependant peuvent se ramener à trois seulement.

D. Que remarque-t-on dans une règle de trois simple ?

R. On remarque que parmi les quantités connues, deux sont toujours de la même espèce, et s'appellent quantités principales ; la troisième et celle que l'on cherche, qui sont aussi de même nature, se nomment quantités relatives.

D. Comment se correspondent entre elles les quantités.

R. La première principale correspond à la première relative, c'est-à-dire à la relative connue.

RÈGLE DE TROIS SIMPLE.

D. Comment divise-t-on la règle de trois simple ?

R. La règle de trois simple est directe ou inverse.

D. Quand la règle de trois simple est-elle directe?

R. La règle de trois simple est directe lorsque les quantités principales et les quantités relatives varient de la même manière.

D. Quand la règle de trois simple est-elle inverse ?

R. La règle de trois simple est inverse lorsque les quantités varient dans des sens opposés.

Règle de trois simple directe.

D. Comment s'obtient la solution d'une règle de trois simple directe ?

R. La solution d'une règle de trois simple directe s'obtient en divisant la première relative par la première principale, et en multipliant le quotient par la deuxième principale.

EXEMPLE :

Un tailleur a payé 45 francs 3 mètres d'étoffe, on demande combien coûteront 27 mètres de la même étoffe ?

Solution.

Si 3 mètres ont coûté 45 francs,
1 — a coûté 3 fois moins, ou $\frac{45}{3}$;
27 — coûteront 27 fois plus que 1 m., ou $\frac{45}{3} \times 27$.

Effectuant les calculs, on trouve 405 francs pour le prix de 27 mètres d'étoffe.

Règle de trois simple inverse.

D. Comment obtient-on la solution d'une règle de trois simple inverse.

R. La solution d'une règle de trois simple inverse s'obtient en multipliant la première principale par la première relative, et en divisant le produit par la deuxième principale.

EXEMPLE :

Une ville de garnison est défendue par 4,000 hommes et possède encore pour 145 jours de vivres ; elle reçoit 1000 hommes de plus ; combien de temps dureront les vivres ?

Solution.

Il est évident que le nombre des hommes étant augmenté, les vivres dureront moins de temps ; les quantités principales et les quantités relatives de la question varient donc dans un ordre inverse. Donc la règle de trois est inverse.

Si 4,000 hommes ont pour 145 jours de vivre ,

1 h. aura pour 4,000 fois 145 j., ou pour $145 \times 4{,}000$;

5,000 h. auront donc pour 5,000 fois moins de temps , ou pour $\frac{145 \times 4000}{5000}$

RÈGLE DE TROIS COMPOSÉE.

D. Quatre ouvriers , travaillant 8 heures par jour , ont bêché un terrain contenant 12 ares , on demande combien 6 ouvriers , travaillant pendant 12 heures , bêcheront d'ares dans le même temps ?

Solution.

4 ouvriers travaillant 8 heures par jour , ont bêché 12 ares ;

1 ouv. trav. 8 h., bêchera 4 fois moins , ou $\frac{12}{4}$;

1 — 1 h., bêchera 8 fois moins, ou $\frac{12}{4 \times 8}$

6 — 1 h., bêcheront 6 fois plus, ou $\frac{12 \times 6}{4 \times 8}$

6 — 12 h., bêcheront 12 fois plus, ou $\frac{12 \times 6 \times 12}{4 \times 8}$

Ou enfin 27 ares.

Règle d'intérêt.

D. Quel est le but de la règle d'intérêt ?

R. La règle d'intérêt a pour but de calculer le bénéfice dû pour une somme d'argent prêtée à certaines conditions déterminées.

D. Quelles sont les quatre quantités qui font nécessairement partie de la règle d'intérêt.

R. Les quatre quantités faisant partie de la règle d'intérêt, sont : le capital, l'intérêt, le taux et le temps.

D. Qu'est-ce que le capital ?

R. Le capital c'est la somme prêtée.

D. Qu'est-ce que l'intérêt ?

R. L'intérêt est ce que l'emprunteur doit ajouter au capital lors du remboursement.

D. Qu'est-ce que le taux ?

R. Le taux est l'intérêt de 100 francs à la fin d'une année ; ainsi, quand on dit qu'une somme est prêtée au taux de 4 fr. 50, 5 et 6 pour 100, cela signifie que chaque 100 francs de cette somme, le débiteur paiera à la fin d'une année un intérêt de 4 fr. 50 c. 5, ou 6 francs.

D. Qu'est-ce que le temps ?

R. Le temps indique le nombre d'années, de mois ou de jours, pendant lequel le capital reste entre les mains de l'emprunteur.

D. Lorsque l'on cherche l'intérêt d'une somme, l'année doit comprendre combien de jours ?

R. L'année ne doit comprendre que 360 jours, et le mois 30 jours.

D. Comment divise-t-on l'intérêt ?

R. L'intérêt est simple ou composé.

D. Quand l'intérêt est-il simple ?

R. L'intérêt est simple lorsqu'il se paie à la fin de chaque année, sans jamais se joindre au capital pour porter lui-même intérêt.

D. Quand l'intérêt est-il composé ?

R. L'intérêt est composé lorsqu'il s'ajoute chaque année au capital pour porter intérêt l'année suivante.

D. Que peut-on avoir à déterminer dans une règle d'intérêt simple ?

R. Dans une règle d'intérêt simple on peut avoir à déterminer : l'intérêt, le capital, le taux ou le temps.

EXEMPLE :

Quel sera l'intérêt d'une somme de 4,500 francs, prêtée au taux de 5 p. 100, pendant deux ans, 5 mois et 15 jours ?

Solution.

Deux ans, 5 mois et quinze jours représentent 885 jours.
L'intérêt de 100 fr. pour 360 jours est 5 fr.;
Celui de 1 fr. pour 360 jours sera $\frac{5}{100}$
Celui de 1 fr. pour 1 jour sera $\frac{5}{100 \times 360}$
Celui de 4500 fr. pour 1 jour sera $\frac{5 \times 4500}{100 \times 360}$
Enfin cel. de 4500 fr. pour 885 j. sera $\frac{5 \times 4500 \times 885}{100 \times 360} = 553^{f}125^{m}$
L'intérêt cherché est donc 553 fr. 125 millièmes.

Un capital placé pendant trois ans, 5 mois 15 jours, à 6 p. 100, a produit 332 francs d'intérêt ; quel est ce capital ?

Solution.

Trois ans, 5 mois, 15 jours, font 1245 jours.
6 fr. sont produits en 360 jours par 100 fr.;
1 fr. sera produit en 360 jours par $\frac{100}{6}$
1 fr. sera produit en 1 jour par $\frac{100 \times 360}{6}$
332 fr. seront prod.s en 1 jour par $\frac{100 \times 360 \times 332}{6}$
332 fr. seront prod.s en 1245 jours par $\frac{100 \times 360 \times 332}{6 \times 1245} = 1,600^{f}$
Le capital cherché est donc 1,600 fr.

Un capital de 45,000 francs, placé pendant 4 mois 25 jours, a produit un intérêt de 1,268 fr. 75 ; quel est le taux de l'intérêt ?

Solution.

Quatre mois 25 jours valent 145 jours.

45000 fr. en 145 jours ont rapporté 1268 fr. 75 c.;

1 fr. en 145 jours a rapporté $\frac{1268\ 75}{45000}$

1 fr. en 1 jour a rapporté $\frac{1268\ 75}{45000 \times 145}$

100 fr. en 1 jour ont rapporté $\frac{1268\ 75 \times 100}{4500 \times 145}$

100 fr. en 360 jours ont rapporté $\frac{1268\ 75 \times 100 \times 360}{4500 \times 145}$ = 7 fr.

Le taux est donc 7 p. 100.

Un capital de 6,000 francs placé à 6 p. 100 a rapporté 1,500 francs ; pendant quel temps est-il resté placé ?

Solution.

100 fr. rapportent 6 fr. en 360 jours ;

1 fr. rapporte 6 fr. en 360 $\times$ 100

1 fr. rapporte 1 fr. en $\frac{360 \times 100}{6}$

6000 fr. rapportent 1 fr. en $\frac{360 \times 100}{6 \times 6000}$

6000 fr. rapportent 1500 fr. en $\frac{360 \times 100 \times 1500}{6 \times 6000}$ = 4 ans 2 mois

Le temps est donc quatre ans 2 mois.

INTÉRÊTS COMPOSÉS.

EXEMPLES :

Quel est l'intérêt de 1,200 fr., placés pendant quatre ans, au taux de 5 p. 100 à intérêts composés ?

Solution.

1 fr. au bout de 1 an devient 1 fr. 05 c.;

1 fr. au bout de 2 ans devient $(1\text{ f. }05)^2$ ou 1 f. 05 $\times$ 1 f. 05 = 1 f. 1025 ;

1 fr. au bout de 3 ans devient $(1\ f.\ 05)^3$ ou 1 f. 05 × 1 f. 05 × 1 f. 05 = 1 f. 157625 ;

1 fr. au bout de 4 ans devient $(1\ f.\ 05)^4$ ou 1 f. 05 × 1 f. 05 × 1 f. 05 × 1 f. 05 = 1 f. 2155.

Puisque 1 fr. en quatre ans devient 1f.2155, il a donc rapporté 0 fr. 2155 ;

Or, si 1 fr. a rapporté 0 f. 2155 ,

1,200 fr. rapporteront 0 fr. 2155 × 1,200 fr. = 258 f. 60.

Donc, l'intérêt de 1,200 pendant 4 ans est de 258 fr. 60.

S'il y a des mois et des jours, on calcule d'abord l'intérêt du capital pendant les années entières, on ajoute cet intérêt au capital ; de la somme obtenue on cherche l'intérêt pour la quantité de jours indiqués dans le problême.

EXEMPLE :

Quel est l'intérêt de 1,200 fr. placés pendant quatre ans, trois mois et 15 jours, au taux de 5 p. 100, à intérêts composés ?

Opérant d'abord comme dans le cas précédent, on a pour l'intérêt de 1,200 francs pendant 4 ans, 258 fr. 60, qui, ajouté au capital, donne 1,458 fr. 60.

Il reste donc à chercher l'intérêt de 1458 fr. 60 c. pendant 3 mois 15 jours, ou pendant 105 jours.

L'intérêt de 100 f. pour 360 jours est 5 fr.

Celui de 1 f. pour 360 jours est $\frac{5}{100}$

Celui de 1 f. pour 1 jour est $\frac{5}{100 \times 360}$

Celui de 1458 f. 60 pour 1 jour sera $\frac{5 \times 1458.60}{100 \times 360}$

Enfin celui de 1458 f. 60 pour 105 j.s sera $\frac{5 \times 1458.60 \times 105}{100 \times 360} = 21^{f}27$

L'intérêt de 1458 fr. 60 c. pendant 3 mois 15 jours est donc

21 fr. 27 c.; donc l'intérêt cherché est de 258 fr. 60 c. + 21 f. 27 = 279 fr. 87 c.

Pour déterminer l'intérêt composé d'une somme on peut encore employer une autre méthode ; laquelle consiste à calculer d'abord l'intérêt du capital après la première année, ensuite ajouter cet intérêt au capital, et de cette somme chercher l'intérêt simple après la deuxième année, continuer de la même manière jusqu'à ce qu'on ait épuisé le nombre des années.

S'il y a des mois et des jours, on cherche pour ce nombre de jours l'intérêt du capital de la dernière année, augmenté de son intérêt.

EXEMPLE :

Un capital de 25,000 fr. est resté placé pendant trois ans 5 mois 15 jours, à intérêts composés, au taux de 5 p. 100, à combien s'élève l'intérêt ?

Solution.

Cinq mois 15 jours, font 165 jours.

L'intérêt de 25,000 f. pendant un an est de $\frac{5 \times 25000}{100}$ ou 1250.

Pour la 2e année le capital devient 25000 + 1250 = 26250 f.

L'intérêt de 26250 fr. pendant un an est de $\frac{5 \times 26250}{100}$ ou 1312 fr. 50 c.

Pour la 3e année le capital devient 26250 + 1312 fr. 50 c. = 27562 fr. 50 c.

L'intérêt de 27562 fr. 50 c. pendant un an est de $\frac{5 \times 27562\ 50}{100}$ ou 1378 fr. 12 c.

Enfin pour la quatrième année, le capital est de 27562 f. 50 + 1,378 f. 12 = 28,940 f. 62 c.

Il reste donc à chercher l'intérêt de 28,940 f. 62 pendant 165 jours.

100 fr. en 360 jours rapportent 5 fr.

1 fr. en 360 jours rapporte $\frac{5}{100}$

1 fr. en 1 jour rapporte $\frac{5}{100 \times 360}$

28940 fr. 62 en 1 jour rapportent $\frac{5 \times 28940\ 62}{100 \times 360}$

28940 fr. 62 en 165 jours rapportent $\frac{5 \times 28940\ 62 \times 165}{100 \times 360} = 663^{f.}\ 68$

L'intérêt composé de 25,000 fr. placés pendant trois ans 5 mois 15 jours, est donc égal à 1,250 f. + 1,312 f. 50 + 1,378 f. 12 + 663 f. 68 ou à 4,604 fr. 30 c.

Règle d'escomptes.

D. Qu'appelle-t-on escompte ?

R. On appelle escompte la retenue que l'on fait sur la valeur d'un billet qui n'est payable que dans un certain temps et dont on veut être payé avant l'échéance.

D. Combien distingue-t-on d'escomptes ?

R. On distingue deux sortes d'escomptes : l'escompte en dedans et l'escompte en dehors.

D. A quoi est égal l'escompte en dedans ?

R. L'escompte en dedans est égal à l'intérêt pris sur la valeur actuelle du billet, et non sur la somme énoncée au billet.

D. Comment établit-on l'escompte en dedans pour un an ?

R. Pour établir l'escompte en dedans pour un an, l'intérêt étant 5 fr., par exemple, on retiendra 5 fr. sur chaque somme de 105 fr. contenue dans la somme énoncée au billet.

D. Qu'est-ce que l'escompte en dehors ?

R. L'escompte en dehors c'est l'intérêt pris sur la somme énoncée au billet.

D. Comment établit-on l'escompte en dehors pour un an ?

R. Pour établir l'escompte en dehors pour un an, l'intérêt étant 5 fr., par exemple, on retiendra 5 fr. sur chaque somme de 100 fr. contenue dans la somme énoncée au billet.

D. Que compose la retenue faite par l'escompte en dedans ?

R. La retenue faite par l'escompte en dedans compose ce qui est véritablement dû à celui qui paie pour avancer le montant du billet.

En effet, le possesseur du billet doit recevoir une somme qui, augmentée de son intérêt, produise la somme portée au billet. Or 100 fr. payés aujourd'hui vaudront 105 fr. dans un an; donc on doit retenir 5 f. sur chaque somme de 105 fr.

D. Que comprend la retenue faite par l'escompte en dehors?

R. La retenue faite par l'escompte en dehors comprend non-seulement l'intérêt de la valeur actuelle du billet, mais encore l'intérêt de cet intérêt.

En effet, retenir 5 fr. sur 100 fr., c'est retenir 5 fr. 25 sur 105 fr.; or, 105 fr. payables dans un an, valent aujourd'hui 100 fr. par l'escompte en dedans.

En retenant 5 f. 25 sur 105 fr. payables dans un an, on retient 5 fr. sur chaque somme de 100 fr. contenue dans la somme portée au billet.

Donc l'escompte en dehors comprend d'abord 5 fr. qui sont l'intérêt de 100 fr. et 0 f. 25 c. qui sont l'intérêt de 5 francs ou l'intérêt des intérêts.

PROBLÈMES SUR L'ESCOMPTE EN DEDANS.

D. Quel sera l'escompte à prélever sur un billet de 750 fr. payable dans 2 ans 4 mois, l'escompte étant 6 p. 100 ?

Solution.

L'escompte en dedans étant l'intérêt de la somme actuelle du billet, il faut chercher quel est le capital qui, en 2 ans 4 mois devient 750 fr., le taux étant 6 p. 100.

Deux ans 4 mois représentent 840 jours.

1 fr. en 360 jours rapporte 0 f 06 ;

1 fr. en 1 jour rapporte $\frac{0\ 06}{360}$

1 fr. en 840 jours rapporte $\frac{0\ 06 \times 840}{360}$ = 0 f. 14 c.

Un franc, au bout de 2 ans 4 mois, devient donc 1 fr. 14 c.

Si 1 fr. 14 est produit par 1 fr.

1 fr. »» est produit par $\frac{1}{1\ 14}$

750 fr. »» seront prod. par $\frac{1 \times 750}{1\ 14}$ = 657 fr. 89 c.

Le billet vaut donc aujourd'hui 657 fr. 89 c.

Donc l'escompte à prélever égale l'intérêt de 657 fr. 89 c. pendant 2 ans 4 mois à 6 p. 100, ou 92 fr. 11 c.

Autre solution.

L'intérêt de 100 fr. en 12 mois est de 6 fr.

— de 100 fr. en 1 mois est de $\frac{6}{12}$

— de 100 fr. en 28 mois est de $\frac{6 \times 28}{12}$ = 14 fr.

Donc sur une somme de 114 fr., payable dans 28 mois, on recevra 100 fr.

Sur une somme de 1 fr., payable dans 28 mois, on recevra $\frac{100}{114}$.

Sur une somme de 750 fr., payable dans 28 mois, on recevra $\frac{100 \times 750}{114}$ = 657 fr. 89 c.

Donc l'escompte à prélever est de 750 — 657 f. 89 ou 92 f. 11 c

---

Quelle est la valeur actuelle d'un billet de 2,850 fr. 45 c., payable dans 2 ans 8 mois, en supposant le taux de l'escompte à 8 fr. 75 c. pour 100 par an ?

Solution.

L'intérêt de 100 fr. en 12 mois est de 8 fr. 75 c.

— de 100 fr. en 1 mois est de $\frac{8\ 75}{12}$

— de 100 fr. en 32 mois est de $\frac{8\ 75 \times 32}{12}$ = 23 fr. 33 c.

Donc sur une somme de 123 fr. 33 c., payable dans 32 mois, on recevra 100 fr.

Sur une somme de 1 fr., payable dans 32 mois, on recevra $\frac{100}{123\ 33}$.

Sur une somme de 2,850 fr. 45 c., payable dans 32 mois, on recevra $\frac{100 \times 2850\ 45}{123\ 33} = 2{,}311$ fr. 23 c.

Donc la valeur actuelle du billet est de 2,311 fr. 23 c.

PROBLÈMES SUR L'ESCOMPTE EN DEHORS.

Quel sera l'escompte à prélever sur un billet de 750 francs payable dans 2 ans 4 mois, l'escompte étant à 6 p. 100 ?

Solution.

L'escompte de 100 fr. en 12 mois est de 6 fr.
— de 1 fr. en 12 mois est de $\frac{6}{100}$
— de 1 fr. en 1 mois est de $\frac{6}{100 \times 12}$
— de 750 fr. en 1 mois est de $\frac{6 \times 750}{100 \times 12}$
— de 750 fr. en 28 mois est de $\frac{6 \times 750 \times 28}{100 \times 12} = 105$ fr.

Donc l'escompte à prélever est de 105 fr.

Quelle est la valeur actuelle d'un billet de 2,850 fr. 45 c., payable dans deux ans 8 mois, en supposant l'escompte à 8 fr. 75 c. pour 100 par an ?

Solution.

L'escompte de 100 f. » » en 12 m. est de 8 f. 75 c.
— de 1 f. » » en 12 m. est de $\frac{8\ 75}{100}$
— de 1 f. » » en 1 m. est de $\frac{8\ 75}{100 \times 12}$
— de 2850 f. 45 en 1 m. est de $\frac{8\ 75 \times 2850\ 45}{100 \times 12}$
— de 2850 f. 45 en 32 m. est de $\frac{8\ 75 \times 2850\ 45 \times 32}{100 \times 12} = 655^{f}\ 30^{c}$.

Par conséquent la valeur actuelle du billet est de 2850 f. 45 c. — 665 f. 30 c. = 2185 f. 15 c.

Un particulier a un billet de 3,646 fr. à recevoir. Ce billet a encore 9 mois d'échéance, mais ayant besoin d'argent, il en demande le paiement immédiat. On le lui escompte à 7 p.100. Combien lui a-t-on retenu, escompte en dedans et escompte en dehors ?

1re solution.

L'intérêt de 100 fr. en 12 mois est de 7 fr.

— de 100 fr. en 1 mois est de $\frac{7}{12}$

— de 100 fr. en 9 mois est de $\frac{7 \times 9}{12} = 5$ fr. 25 c.

Donc sur une somme de 105 fr. 25 c., payable dans 9 mois, on recevra aujourd'hui 100 fr.

Sur une somme de 1 fr., payable dans 9 mois, on recevra aujourd'hui $\frac{100}{105\ 25}$

Sur une somme de 3,646 fr., payable dans 9 mois, on recevra aujourd'hui $\frac{100 \times 3646}{105\ 25} = 3{,}464$ fr. 13 c.

Donc pour l'escompte en dedans, ce particulier recevra 3,464 fr. 13 c.

Deuxième solution.

L'escompte de 100 fr. en 12 mois est de 7 fr.

— de 1 fr. en 12 mois est de $\frac{7}{100}$

— de 1 fr. en 1 mois est de $\frac{7}{100 \times 12}$

— de 3646 fr. en 1 mois est de $\frac{7 \times 3646}{100 \times 12}$

— de 3646 fr. en 9 mois est de $\frac{7 \times 3646 \times 9}{100 \times 12} = 191^{f}\ 41$

Ainsi, pour l'escompte en dehors, il ne recevra que 3646 f. — 191 f. 41 c. = 3454 fr. 59 c.

Règle de société.

D. Qu'est-ce que la Règle de société ?

R. La Règle de société est une opération par laquelle on répartit entre plusieurs personnes, le gain ou la perte résultant d'une entreprise faite en commun.

D. Que considère-t-on dans une règle de société ?

R. Dans la règle de société on considère la mise de chaque associé et le temps pendant lequel ces mises restent placées dans la société.

D. Comment divise-t-on la règle de société?

R. La règle de société est simple ou composée.

D. Quand la règle de société est-elle simple ?

R. La règle de société est simple quand les mises restent placées pendant le même temps.

D. Quand la règle de société est-elle composée ?

R. La règle de société est composée lorsque les mises restent placées pendant des temps différents.

PROBLÈMES SUR LA RÈGLE DE SOCIÉTÉ.

Trois entrepreneurs réunis pour une entreprise, y ont placé : le premier, 12,000 fr.; le deuxième, 10,000 fr.; et le troisième, 9,500 fr.; à la dissolution de la société, ils doivent se partager un bénéfice de 2,500 fr.; quelle sera la part de chacun ?

Solution.

La somme des trois mises est 12,000 fr. + 10,000 fr. + 9,500 fr., ou 31,500 fr.

Si 31,500 fr. ont produit un bénéfice de 2,500 fr.

1 fr. produira un bénéfice de $\frac{2500}{31500} = 0^{f}0793$.

Le premier ayant mis 12,000 fr., sa part du gain est de $0^{f}0793 \times 12{,}000$ fr. = 951 fr. 60 c.

Le deuxième ayant mis 10,000 fr., sa part du gain est de $0^{f}0793 \times 10{,}000$ fr. = 793 fr.

Le troisième ayant mis 9,500 fr., sa part du gain est de $0^{f}0793 \times 9{,}500$ fr. = 753 fr. 35 c.

Trois négociants se sont réunis et ont mis en commerce les sommes suivantes : le premier, 140,000 fr.; le deuxième,

150,000 fr.; et le troisième, 95,000 f.; ils ont perdu 20,000 fr.; quelle est la perte de chacun ?

Solution.

La somme des trois mises est 140,000 fr. + 150.000 fr. + 95,000 fr. = 385,000 fr.

Si sur 385,000 fr. on a perdu 20,000 fr.

sur 1 fr. on perdra $\frac{20000}{385000}$ = 0f051948.

Le premier, ayant mis 140,000 fr., sa part de la perte est 0f051948 × 140,000 fr. = 7272 fr. 72 c.

Le deuxième ayant mis 150,000 fr., sa part de la perte est 0f051948 × 150,000 fr. = 7792 fr. 20 c.

Le troisième ayant mis 95,000 fr., sa part de la perte est 0f051948 × 95,000 = 4,935 fr. 06 c.

PROBLÈMES SUR LA RÈGLE DE SOCIÉTÉ COMPOSÉE.

Quatre négociants ont placé dans une entreprise : le 1er, 4,500 fr. pendant 8 mois, le 2e, 10,000 fr. pendant 6 mois, le 3e, 8,500 fr. pendant 7 mois, et le 4e, 12,000 fr. pendant 9 mois; ils ont fait un bénéfice de 25,000 fr.; quelle est la part de chacun, proportionnellement à sa mise et au temps ?

Solution.

4,500 fr., placés pendant 8 mois, rapportent autant que 4,500 × 8 ou 36,000 fr. pendant 1 mois.

10,000 fr., placés pendant 6 mois, rapportent autant que 10,000 × 6 ou 60,000 fr. pendant 1 mois.

8,500 fr., placés pendant 7 mois, rapportent autant que 8,500 × 7 ou 59,500 fr. pendant un mois.

12,000 fr., placés pendant 9 mois, rapportent autant que 12,000 × 9 ou 108,000 fr. pendant 1 mois.

Maintenant la solution est ramenée à partager 25,000 fr. proportionnellement aux sommes 36,000, 60,000, 59,500 et

108,000 fr.

Effectuant les calculs on a : rapport de 1 franc égale 2,500 : 263,500, ou 0f09487.

La part du 1er est donc 0,09487 × 36,000 = 3,415 fr. 32c.
La part du 2e est donc 0,09487 × 60,000 = 5,692 fr. 20 c.
La part du 3e est donc 0,09487 × 59,500 = 5,644 fr. 65 c.
La part du 4e est donc 0,09487 × 108,000 = 10,245 fr. 96 c.

Deux individus ont fait une entreprise dans laquelle le premier a mis 3,400 fr. pendant un an 6 mois, et le second 6,500 fr. pendant 2 ans ; ils ont perdu 397 fr.; quelle est la perte de chacun proportionnellement à sa mise et au temps ?

Solution.

3,400 fr., placés pendant 1 an 6 mois, rapportent autant que 3,400 × 1,50 ou 5,100 fr. pendant un an.

6,500 fr., placés pendant 2 ans, rapportent autant que 6,500 × 2 ou 13,000 fr. pendant un an.

Maintenant la solution est ramenée à répartir 397 fr. proportionnellement aux sommes 5,100 fr. et 13,000 fr.

Effectuant les calculs on a : perte d'un franc égale 397 : 18,100 = 0f02193.

Le premier perd donc 0f02193 × 5,100 fr. ou 111 fr. 84 c.
Le second 0f02193 × 13,000 fr. ou 285 fr. 09 c.

TABLE DE MULTIPLICATION.

2 fois	1 font	2	5 fois	1 font	5	8 fois	1 font	8	11 fois	1 font	11
2	2	4	5	2	10	8	2	16	11	2	22
2	3	6	5	3	15	8	3	24	11	3	33
2	4	8	5	4	20	8	4	32	11	4	44
2	5	10	5	5	25	8	5	40	11	5	55
2	6	12	5	6	30	8	6	48	11	6	66
2	7	14	5	7	35	8	7	56	11	7	77
2	8	16	5	8	40	8	8	64	11	8	88
2	9	18	5	9	45	8	9	72	11	9	99
2	10	20	5	10	50	8	10	80	11	10	110
2	11	22	5	11	55	8	11	88	11	11	121
2	12	24	5	12	60	8	12	96	11	12	132
2	13	26	5	13	65	8	13	104	11	13	143

3 fois	1 font	3	6 fois	1 font	6	9 fois	1 font	9	12 fois	1 font	12
3	2	6	6	2	12	9	2	18	12	2	24
3	3	9	6	3	18	9	3	27	12	3	36
3	4	12	6	4	24	9	4	36	12	4	48
3	5	15	6	5	30	9	5	45	12	5	60
3	6	18	6	6	36	9	6	54	12	6	72
3	7	21	6	7	42	9	7	63	12	7	84
3	8	24	6	8	48	9	8	72	12	8	96
3	9	27	6	9	54	9	9	81	12	9	108
3	10	30	6	10	60	9	10	90	12	10	120
3	11	33	6	11	66	9	11	99	12	11	132
3	12	36	6	12	72	9	12	108	12	12	144
3	13	39	6	13	78	9	13	117	12	13	156

4 fois	1 font	4	7 fois	1 font	7	10 fois	1 font	10	13 fois	1 font	13
4	2	8	7	2	14	10	2	20	13	2	26
4	3	12	7	3	21	10	3	30	13	3	39
4	4	16	7	4	28	10	4	40	13	4	52
4	5	20	7	5	35	10	5	50	13	5	65
4	6	24	7	6	42	10	6	60	13	6	78
4	7	28	7	7	49	10	7	70	13	7	91
4	8	32	7	8	56	10	8	80	13	8	104
4	9	36	7	9	63	10	9	90	13	9	117
4	10	40	7	10	70	10	10	100	13	10	130
4	11	44	7	11	77	10	11	110	13	11	143
4	12	48	7	12	84	10	12	120	13	12	156
4	13	52	7	13	91	10	13	130	13	13	169

DÉFINITIONS GÉOMÉTRIQUES.

D. Qu'est-ce que la Géométrie ?

R. La Géométrie est une science qui a pour objet la mesure des Corps, des Surfaces et des Lignes.

D. Qu'appelle-t-on Corps ou Solides ?

R. On appelle Corps ce qui réunit trois dimensions : longueur, largeur et épaisseur.

D. Qu'appelle-t-on Surface ?

R. On appelle Surface tout ce qui a longueur et largeur.

DES LIGNES.

D. Qu'appelle-t-on Ligne ?

R. On appelle ligne une longueur sans largeur ni épaisseur.

D. Combien y a-t-il de sortes de Lignes ?

R. Il y a trois sortes de Lignes, qui sont : la ligne droite, la ligne brisée et la ligne courbe.

D. Qu'est-ce que la ligne droite ?

R. La ligne droite est le plus court chemin d'un point à un autre.

D. Qu'est-ce que la ligne brisée ?

R. La ligne brisée est celle qui est formée de plusieurs lignes droites.

D. Qu'est-ce que la ligne courbe ?

R. La ligne courbe est celle qui n'est ni droite, ni composée de lignes droites.

DES ANGLES.

D. Qu'appelle-t-on Angle ?

R. On appelle Angle l'espace compris entre deux lignes droites qui se coupent ?

D. Combien y a-t-il de sortes d'Angles ?

R. Il y a trois sortes d'Angles, qui sont : l'angle droit, l'angle aigu et l'angle obtus.

D. Qu'appelle-t-on angle droit ?

R. On appelle angle droit celui qui est formé par la rencontre de deux lignes perpendiculaires.

D. Qu'appelle-t-on angle aigu ?

R. On appelle angle aigu celui qui est plus petit que l'angle droit.

D. Qu'appelle-t-on angle obtus ?

R. On appelle angle obtus celui qui est plus grand que l'angle droit.

DIRECTION DES LIGNES.

D. Qu'appelle-t-on lignes Parallèles?

R. On appelle lignes Parallèles celles qui sont partout également distantes.

D. Qu'appelle-t-on ligne Perpendiculaire ?

R. On appelle ligne Perpendiculaire une ligne qui forme avec une autre un angle droit.

D. Qu'appelle-t-on ligne Verticale ?

R. On appelle ligne Verticale celle qui a la direction du fil à plomb.

D. Qu'appelle-t-on ligne Horizontale ?

R. On appelle ligne Horizontale celle qui est parallèle à la surface de l'eau tranquille.

DES FIGURES PLANES.

D. Qu'appelle-t-on figure Plane ?

R. On appelle figure Plane une surface terminée de toutes

parts par des lignes.

D. Qu'appelle-t-on Polygone ?

R. On appelle Polygone une figure plane terminée par des lignes droites.

D. Combien y a-t-il de sortes de Polygones ?

R. Il y a huit sortes de Polygones, qui sont :

Le Triangle qui a trois côtés ;

Le Quadrilatère qui a quatre côtés ;

Le Pentagone qui a cinq côtés ;

L'Hexagone qui a six côtés ;

L'Eptagone qui a sept côtés ;

L'Octogone qui a huit côtés ;

L'Ennéagone qui a neuf côtés ;

Le Décagone qui a dix côtés.

DES TRIANGLES.

D. Qu'appelle-t-on Triangle ?

R. On appelle Triangle une figure qui a trois côtés.

D. Combien y a-t-il de sortes de Triangles ?

R. Il y a quatre sortes de triangles, qui sont : le triangle Equilatéral, le triangle isocèle, le triangle scalène, et le triangle rectangle.

D. Qu'appelle-t-on triangle Equilatéral ?

R. On appelle Triangle Equilatéral celui qui a ses trois côtés égaux ?

D. Qu'appelle-t-on triangle Isocèle ?

R. On appelle Triangle Isocèle celui qui a deux côtés égaux.

D. Qu'appelle-t-on triangle Scalène ?

R. On appelle triangle Scalène celui qui a ses trois côtés inégaux.

D. Qu'appelle-t-on triangle Rectangle ?

R. On appelle triangle Rectangle celui qui a un angle droit et dont le côté opposé à cet angle s'appelle Hypothénuse.

D. Comment obtient-t-on la surface d'un triangle quelconque ?

R. On obtient la surface d'un triangle quelconque en multipliant la base par la moitié de la hauteur (1).

DES QUADRILATÈRES.

D. Qu'appelle-t-on Quadrilatère ?

R. On appelle Quadrilatère une figure qui a quatre côtés.

D. Combien y a-t-il de sortes de Quadrilatères ?

R. Il y a cinq sortes de Quadrilatères, qui sont : le Carré, le Rectangle, le Parallélogramme, le Losange et le Trapèze.

D. Qu'est-ce que le Carré ?

R. Le Carré est un quadrilatère qui a ses côtés égaux et ses angles droits.

D. Qu'est-ce que le Rectangle ?

R. Le Rectangle est un quadrilatère qui a ses quatre angles droits sans avoir ses côtés égaux.

D. Qu'est-ce que le Parallélogramme ?

R. Le Parallélogramme est un quadrilatère qui a ses côtés opposés parallèles ; mais qui n'a point d'angles droits.

D. Le Losange est un quadrilatère qui a ses côtés égaux sans avoir d'angles droits.

D. Qu'est-ce que le Trapèze ?

---

(1). On appelle hauteur d'un Triangle la perpendiculaire abaissée du sommet de l'un des angles sur le côté opposé pris pour base et prolongé s'il est nécessaire.

On appelle base d'un triangle le côté sur lequel on abaisse la perpendiculaire qui représente la hauteur.

R. Le Trapèze est un quadrilatère dont deux côtés seulement sont parallèles.

D. Comment obtient-t-on la surface d'un Carré ?

R. On obtient la surface d'un Carré en multipliant un côté par l'autre.

D. Comment obtient-on la surface d'un Rectangle ?

R. On obtient la surface d'un rectangle en multipliant la base par la hauteur.

D. Comment obtient-on la surface d'un Parallélogramme ?

R. On obtient la surface d'un Parallélogramme en multipliant sa base par sa hauteur.

D. Comment obtient-on la surface d'un Trapèze ?

R. On obtient la surface d'un Trapèze en multipliant la demi-somme des bases par la hauteur.

CIRCONFÉRENCE.

D. Qu'appelle-t-on Circonférence ?

R. On appelle Circonférence une ligne courbe dont tous les points sont également distants d'un point intérieur appelé Centre.

D. Qu'appelle-t-on Cercle ?

R. On appelle Cercle la surface comprise dans une circonférence.

D. Qu'appelle-t-on Rayon ?

R. On appelle Rayon une ligne droite tirée du centre à la circonférence.

D. Qu'appelle-t-on Diamètre.

R. On appelle Diamètre une ligne droite qui aboutit de part et d'autre de la circonférence en passant par le centre.

D. Qu'appelle-t-on Arc ?

R. On appelle Arc une portion de circonférence.

D. Qu'appelle-t-on Corde ?

R. On appelle Corde une ligne droite qui joint les deux extrémités d'un Arc.

D. Qu'appelle-t-on Segment ?

D. On appelle Segment la surface comprise entre un ar et sa corde.

D. Qu'appelle-t-on Secteur ?

R. On appelle Secteur la surface comprise entre un arc e les rayons menés aux extrémités de cet arc.

D. Qu'appelle-t-on Secante ?

R. On appelle Secante une ligne droite qui coupe la circonférence en deux points.

D. Qu'appelle-t-on Tangente ?

R. On appelle Tangente une ligne qui ne touche la circonférence qu'en un point.

D. Comment obtient-on la surface d'un Cercle ?

R. On obtient la surface d'un Cercle en multipliant la circonférence par la moitié du rayon.

SAINT-MIHIEL. — TYPOGRAPHIE DE CASNER.

BIBLIOTHEQUE NATIONALE DE FRANCE
3 7531 03333447 6

www.ingramcontent.com/pod-product-compliance
Ingram Content Group UK Ltd.
Pitfield, Milton Keynes, MK11 3LW, UK
UKHW020310220726
13923UKWH00003B/1066